SIMARJIT SINGH
TEJINDER KAUR
AMIT DHAWAN

Deformidades residuais pós-traumáticas

SIMARJIT SINGH
TEJINDER KAUR
AMIT DHAWAN

Deformidades residuais pós-traumáticas

Uma revisão abrangente

ScienciaScripts

Imprint

Any brand names and product names mentioned in this book are subject to trademark, brand or patent protection and are trademarks or registered trademarks of their respective holders. The use of brand names, product names, common names, trade names, product descriptions etc. even without a particular marking in this work is in no way to be construed to mean that such names may be regarded as unrestricted in respect of trademark and brand protection legislation and could thus be used by anyone.

Cover image: www.ingimage.com

This book is a translation from the original published under ISBN 978-620-6-17995-5.

Publisher:
Sciencia Scripts
is a trademark of
Dodo Books Indian Ocean Ltd. and OmniScriptum S.R.L publishing group

120 High Road, East Finchley, London, N2 9ED, United Kingdom
Str. Armeneasca 28/1, office 1, Chisinau MD-2012, Republic of Moldova, Europe
Printed at: see last page
ISBN: 978-620-7-72972-2

Conteúdo

CAPÍTULO 1

INTRODUÇÃO

As deformidades pós-traumáticas estão entre os desafios mais formidáveis enfrentados pelos cirurgiões, para além do seu impacto psicológico nos pacientes. Estas complicações continuam a surgir apesar das melhorias no diagnóstico e na gestão do traumatismo craniofacial complexo.

A etiologia das deformidades faciais pós-traumáticas graves após fracturas do esqueleto craniofacial pode ser múltipla, mas geralmente envolve (1) um tratamento tardio secundário a outras lesões que põem a vida em risco (2) uma redução e fixação iniciais inadequadas da fratura e (3) a magnitude da lesão inicial.[1]

Existe o desafio de restaurar a forma e a função pré-mórbidas em pacientes com deformidades estabelecidas após um traumatismo craniofacial. Os factores que conduzem a deformidades persistentes após traumatismo craniofacial incluem comunicação grave (especialmente a que requer enxerto ósseo), falta de tratamento definitivo, tratamento inicial excessivamente atrasado e reparação cirúrgica inicial inadequada. Os fragmentos esqueléticos mal posicionados ou ausentes proporcionam uma base defeituosa e perturbam a harmonia dos tecidos moles sobrejacentes. Um suporte ósseo fraco conduzirá ao colapso e à perda cicatricial do volume dos tecidos moles, aumentando assim a dificuldade. O sucesso do tratamento depende da capacidade do cirurgião de destilar a desfiguração para os seus componentes individuais. Além disso, devem ser restabelecidas a projeção e a altura faciais adequadas.[2]

A extensão do defeito em qualquer uma das regiões anatómicas da região craniofacial é também ditada pela doença sistémica pré-existente [especialmente a diabetes] e pela extensão da manipulação cirúrgica. Por várias razões, os doentes vítimas de traumatismos podem sofrer um tratamento inicial mal sucedido e as morbilidades associadas às deformidades craniofaciais pós-traumáticas (DCPT) que beneficiariam de uma correção secundária. Os princípios básicos do tratamento incluem uma cirurgia reconstrutiva óssea o mais cedo possível para restaurar a arquitetura craniofacial anatomicamente correcta, seguida de procedimentos auxiliares selectivos para tratar os défices dos tecidos moles e as deformidades funcionais. As deformidades são classificadas em grupos com considerações reconstrutivas comuns baseadas em subsítios anatómicos. No entanto, Mario et al. classificaram as deformidades tardias por regiões anatómicas como frontobasilar, nasoetmoidal, periorbital e maxilar-mandibular. As deformidades dos tecidos moles manifestam-se tipicamente como cicatrizes, mau posicionamento e perda de tecido.[3]

Sir Harold Gillies (1968) dividiu as deformidades faciais pós-traumáticas em deformidades com perda substancial de tecido e deformidades sem perda de tecido. Quando não há perda grave de tecido, as deformidades residuais devem-se a um diagnóstico incorrecto, ou seja, à avaliação da natureza e da extensão da lesão aguda original, à incapacidade de desimpactar ou de substituir totalmente as deslocações resultantes dessa lesão e/ou de proporcionar uma fixação adequada.[2]

A classificação das deformidades faciais pós-traumáticas graves tem sido algo limitada, tornando ambígua a discussão das prioridades de tratamento. Tessier propôs um esquema de classificação baseado nos aspectos estéticos dominantes da desfiguração facial.Estes incluíam (1) uma síndrome orbital, que consistia em enoftalmia, (2) uma síndrome craniofacial, que incluía estigmas de fracturas frontais residuais e/ou fracturas naso-orbitárias-etmoidais, (3) uma síndrome maxilar, que abordava anomalias oclusais, e (4) uma síndrome nasal, que se caracterizava por deslocação orbitonasal. Manson e Gruss atribuíram às fracturas agudas: (1) frontobasilares, (2) Le Fort 1,2 ou 3 com ou sem fracturas sagitais do palato, (3) naso-orbitais-etmoidais, (4) zigomáticas com ou sem arco, (5) nasais, (6) mandibulares, (7) complexas e (8) panfaciais.[1]

Em muitos casos, as complicações dos tecidos moles representam os maiores impedimentos para alcançar um resultado ideal. Os dois princípios-chave que merecem uma discussão especial em todos os casos de PTCD para os quais se considera a correção secundária são o momento da intervenção e o estado do envelope de tecidos moles sobrejacente. A correção precoce da PTCD produz uma melhor forma facial do que o tratamento de deformidades mais estabelecidas, particularmente quando realizada no prazo de 3-6 meses após a lesão aguda. Depois de um ano, o momento da reparação tem muito menos ou nenhuma influência no eventual resultado estético e funcional, uma vez que ocorre uma cicatrização gradual e a adaptação dos tecidos moles sobrejacentes a uma estrutura esquelética alterada. Este processo ocorre durante um período de cerca de um ano e, quando estabelecido, confere uma resistência substancial ao reposicionamento dos segmentos ósseos deslocados.[4]

Além disso, o aumento da tensão exercida por um envelope de tecido mole cicatrizado sobre os segmentos ósseos reposicionados aumenta o risco de reabsorção óssea. As operações mais precoces permitem uma avaliação pré-operatória mais exacta do grau em que a deformidade esquelética resulta da má posição do esqueleto versus reabsorção óssea. Os contornos anormais que resultam de segmentos ósseos intactos mas mal localizados são melhor corrigidos através de osteotomias de refração, redução anatómica e fixação rígida. Podem ser obtidos resultados previsíveis quando estas operações são efectuadas nos primeiros meses após a lesão. Para além deste período inicial, a remodelação óssea dita frequentemente que as osteotomias que melhor reparam a deformidade esquelética estabelecida diferem um pouco do padrão de fratura original. Isto é especialmente verdade se estiver a ser contemplado um procedimento combinado intracraniano e extracraniano ou um procedimento de alteração oclusal.[4]

A perda óssea segue-se tipicamente com cominuição e deslocação significativas devido à reabsorção de fragmentos pouco vascularizados ou inadequadamente fixados. A inserção passiva de enxertos em espaços ósseos após os segmentos ósseos adjacentes terem sido cobertos por uma fixação rígida com placas impede que as cargas compressivas induzam potencialmente a reabsorção óssea. Os enxertos ósseos são fixados às placas metálicas ou aos segmentos ósseos remanescentes com técnicas de parafusos de retardamento e pelo menos dois parafusos em cada enxerto, de modo a imobilizar os enxertos, evitar a torção e minimizar a reabsorção óssea.[3]

Os enxertos ósseos podem ser divididos nos seguintes subtipos: autoenxertos, aloenxertos, xenoenxertos, materiais sintéticos e qualquer combinação destes. Com o avanço da tecnologia dos biomateriais, a utilização de tecidos derivados de animais para a reconstrução de tecidos humanos está a aumentar. Estes tecidos apresentam-se normalmente sob a forma de colagénio bovino ou suíno e podem ser utilizados isoladamente ou em combinação com um suporte sintético.[5]

Os substitutos ósseos sintéticos e as preparações de aumento ósseo têm sido objeto de extensa investigação e deram recentemente origem a uma enorme indústria. Os materiais esqueléticos sintéticos incluem polímeros osteocondutores sob a forma de blocos, grânulos ou cimentos e proteínas osteoindutoras.[8] As proteínas osteoindutoras sintéticas que têm sido amplamente estudadas na reconstrução óssea incluem factores de diferenciação, como a proteína morfogénica óssea (BMP)-2 e -7, e factores angiogénicos, como o fator de crescimento endotelial vascular (VEGF).[5]

Os avanços na compreensão dos aspectos biológicos da cicatrização de feridas e das opções cirúrgicas para retificar as deformidades agudas e tardias dos tecidos moles faciais, combinados com as técnicas tecnológicas actuais, facilitam a obtenção de melhores resultados. O tratamento das cicatrizes hipertróficas e dos quelóides é efectuado através de cirurgia, esteróides intralesionais, terapia de compressão, cobertura de gel de silicone e, em alguns casos, também se recorre à radioterapia e à quimioterapia. A revisão da cicatriz pode ser efectuada cirurgicamente ou com a ajuda de vários lasers disponíveis, como o laser de CO2, os lasers Er:YAG, os lasers não ablativos (Nd:YAG) e a fototermólise fraccionada.[6]

Um aspeto desafiante da reconstrução facial pós-traumática é a contabilização da perda de volume. Podem ser efectuados retalhos de avanço rotativo local para compensar o défice de volume. Quando é necessário tecido viável e o tecido local é insuficiente, não indicado ou indesejável, o tecido livre pode frequentemente restaurar o volume e a estrutura de forma duradoura. Dentro do espetro da transferência de tecido livre estão circunscritas muitas modalidades de reconstrução, que vão desde os enxertos de pele à transferência de gordura e aos retalhos livres compostos. O aumento facial com enchimentos é também um avanço nos últimos anos. Os materiais contemporâneos disponíveis para o aumento facial incluem os ácidos hialurónicos estabilizados não animais, como o Restylane e o Juvederm. Estes produtos estão prontamente disponíveis e são bem tolerados pelos pacientes, podendo ser úteis para substituir deficiências de volume secundárias a traumas faciais ou para melhorar os resultados de determinadas cicatrizes.[6]

Nalguns casos, quando o enxerto não é possível ou não é desejável para o doente, ou quando o cirurgião requer um maior grau de personalização do resultado, podem ser utilizados materiais aloplásticos e próteses para melhorar a aparência dos tecidos moles no doente pós-traumático. Para os defeitos profundos do contorno facial em geral e para a cavidade temporal em particular, têm sido defendidos vários materiais para a reconstrução, desde a malha de titânio ao polietileno poroso (ou seja, Medpor) e às próteses personalizadas de

PEEK (poliéter-éter-cetona), todos com registos comprovados, com graus variáveis de personalização.[6]

A reconstrução na cabeça e no pescoço é um desafio, uma vez que os defeitos podem ser anatomicamente complexos e podem já estar comprometidos por cicatrizes, inflamação e infeção. Os enxertos de tecido e os retalhos vascularizados (pediculados ou livres) são o padrão de ouro atual para a reparação de tais defeitos, mas as desvantagens são a sua disponibilidade limitada, a dificuldade de moldar o retalho para se adaptar ao defeito e, mais importante ainda, a morbilidade da zona dadora.[7]

A importância da função e da estética tem impulsionado avanços na precisão das técnicas cirúrgicas. Os desenvolvimentos na navegação, na imagiologia tridimensional, nos modelos estereolitográficos e na utilização de implantes personalizados podem ajudar e melhorar a precisão dos métodos de reconstrução existentes. A cirurgia robótica, que não altera as técnicas de reconstrução existentes, permite o acesso e a reconstrução com técnicas convencionais de retalho livre na orofaringe sem necessidade de mandibulotomia. A engenharia de tecidos e a osteogénese de distração evitam a necessidade de transferência de tecido autólogo e podem, por isso, ser vistas como métodos de reconstrução mais conservadores. Recentemente, o alotransplante facial permitiu a substituição de unidades faciais anatómicas inteiras, com a possibilidade de recuperação sensorial e reanimação num único procedimento. No entanto, os doentes submetidos a alotransplantes faciais estão sujeitos a imunossupressão ao longo da vida, pelo que este método de reconstrução deve ser limitado a casos seleccionados.[7]

CAPÍTULO 2

<u>COMPLICAÇÕES PÓS-TRAUMÁTICAS DOS TECIDOS MOLES</u>

O cirurgião maxilofacial contemporâneo tem continuado a expandir o tratamento histórico das fracturas faciais estabelecido pelos pioneiros da nossa especialidade. Os avanços na compreensão dos aspectos biológicos da cicatrização de feridas e das opções cirúrgicas para retificar as deformidades agudas e tardias dos tecidos moles faciais, combinados com as técnicas tecnológicas actuais, facilitam a obtenção de melhores resultados.[6] A cicatrização de feridas começa pouco tempo após o evento traumático inicial. A hemostase e a formação de um coágulo, seguidas de uma fase inflamatória, são as características das primeiras horas de cicatrização da ferida. Os distúrbios da hemostase e a inflamação excessiva podem certamente ter um efeito deletério no resultado estético final da cicatriz. A proliferação celular ocorre nos 2 a 5 dias seguintes, marcada pela neovascularização, bem como pelo recrutamento de células mesenquimatosas e de novos queratinócitos. Após a primeira semana, inicia-se a fase final da cicatrização, que inclui a formação de uma cicatriz seguida de remodelação. A remodelação pode demorar vários meses a completar-se. A maior percentagem de força da ferida é gerada nesta fase e, como tal, se ocorrer um desequilíbrio na remodelação celular, podem ocorrer resultados indesejados, como uma cicatriz hipertrófica ou um queloide.[8]

COMPLICAÇÕES RELACIONADAS COM OS TECIDOS MOLES

O termo "tecidos moles" é um termo não específico. Refere-se a todas as estruturas não ósseas, incluindo gordura, músculo, nervos ou vasos. Todos estes tipos de tecidos têm de ser cuidadosamente considerados, não só durante a reparação inicial de uma ferida, mas também ao avaliar qualquer deformidade residual e cicatrização ou quando os doentes apresentam complicações. A cobertura de tecidos moles e a vascularização que esta proporciona são fundamentais em todos os aspectos da gestão do trauma, tanto durante a reparação primária como durante a correção secundária. A natureza exacta do desconforto crónico pode muitas vezes ser muito difícil de determinar em muitos doentes, mas se não for de natureza infecciosa, tem frequentemente origem nos "tecidos moles", surgindo devido a várias patologias possíveis (por exemplo, neurológicas, isquémicas, linfáticas).

Contaminação

A infeção, a inflamação e a eventual formação de cicatrizes resultantes tanto do traumatismo inicial como do seu tratamento podem, por vezes, ser devastadoras para o doente. Desde o início, todas as feridas necessitam de um tratamento cuidadoso. As lacerações devem ser objeto de um desbridamento completo e de um encerramento por camadas. Se tal não for feito, podem ficar retidos tecidos necróticos e detritos que podem levar à infeção e à tatuagem da pele e a um resultado geralmente mau. Uma vez estabelecida, a tatuagem é extremamente difícil de remover, exigindo por vezes a excisão de pele saudável.[9]

Atrofia e fibrose

Mesmo que a pele tenha permanecido intacta após um impacto, a negligência subsequente ou a má gestão do local lesionado pode resultar em deformidade ou incapacidade significativas. As irregularidades do contorno ou a restrição de movimentos podem surgir na sequência de atrofia/fibrose da gordura e dos músculos. É importante recordar que toda a energia cinética que resultou nas fracturas teve de passar pelos tecidos moles para chegar aos ossos; grande parte desta energia foi absorvida no caminho. O dano celular resultante, juntamente com os hematomas, o inchaço e a perturbação da microcirculação, resulta coletivamente em vários graus de isquémia, fibrose e atrofia dos tecidos. A lesão nervosa, mesmo que transitória, coloca os músculos faciais em risco de atrofia por desuso. Se a articulação temporomandibular permanecer inativa durante muito tempo, acabará por ocorrer uma contração capsular com uma limitação crescente do movimento. Sabe-se que esta situação ocorre após uma fixação intermaxilar (FMI) prolongada.[9]

Alterações de pigmentação

As alterações pós-inflamatórias no envelope da pele incluem hipo e hiperpigmentação, hipertrofia e formação de cicatrizes quelóides. Todas têm uma incidência acrescida nos tipos de pele pigmentada. A hiperpigmentação também pode ocorrer, mesmo que a pele não tenha sido violada, nomeadamente à volta das pálpebras inferiores. Isto pode resultar num aspeto escurecido e "cansado" para o doente.[9]

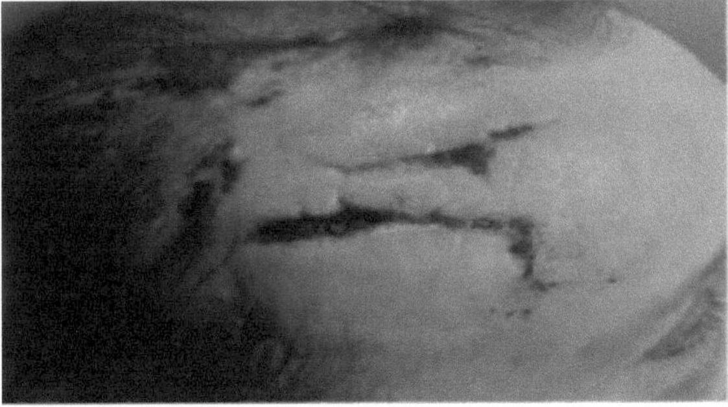

Fig. 1. Ferida contaminada[9]

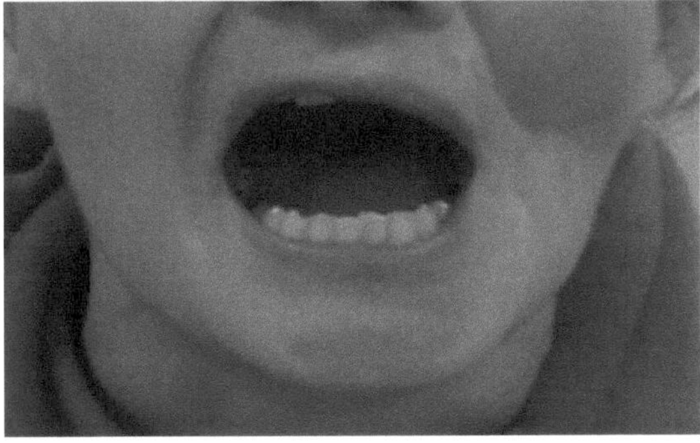

Fig. 2. Fibrose do músculo masséter após um traumatismo que leva a uma abertura limitada da boca[9]

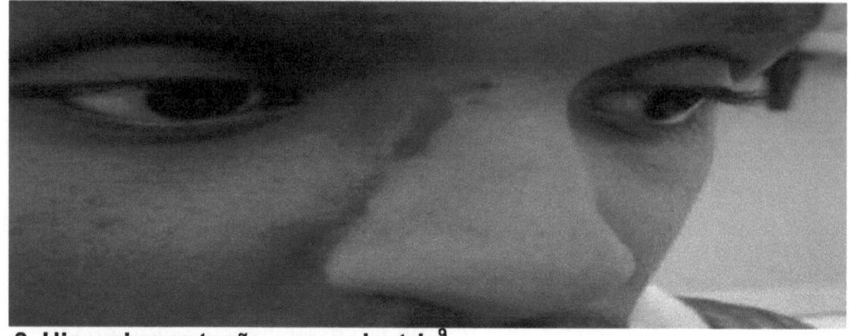

Fig. 3. Hiperpigmentação numa cicatriz[9]

Contração

A cicatrização é inevitável em todas as lacerações e incisões que atravessam a derme. É uma causa comum de preocupação e de litígio. A extensão da cicatrização depende de uma série de factores relacionados com o próprio trauma, a biologia do doente, o tratamento efectuado e os cuidados pós-operatórios prestados. Os resultados pós-operatórios podem ainda ser grandemente influenciados por uma técnica cirúrgica cuidadosa e um manuseamento suave dos tecidos moles. O acompanhamento adequado, o aconselhamento pós-operatório e a adesão do doente também desempenham um papel significativo na limitação dos maus resultados. O suporte prolongado da ferida e a massagem da cicatriz, conforme necessário, devem ser aconselhados de forma adequada. A aplicação de protetor solar durante o primeiro ano e a utilização de óleos tópicos e géis de silicone são também importantes nos cuidados pós-operatórios.[9]

Disseminação da infeção

A infeção generalizada dos tecidos moles é uma complicação invulgar. As causas subjacentes podem ser diversas. A reativação do vírus herpes simplex tem sido relatada em doentes fisiologicamente comprometidos, como os que se encontram nos cuidados intensivos. O enfisema cirúrgico é uma complicação menor bem conhecida após o assoar do nariz em doentes com fracturas que atravessam um dos seios nasais. No entanto, pode tornar-se extenso após assoar repetidamente o nariz, com extensão à volta da face e ao mediastino. Se não for tratada, pode resultar numa infeção dos tecidos moles grave e, por vezes, com risco de vida. Também pode ocorrer celulite orbital.[9]

Perda de sensibilidade: Disestesia

A perda sensorial na pele do terço médio da face é relativamente comum após fracturas do terço médio da face e da órbita. Isto deve-se predominantemente à neurapraxia do nervo infra-orbital e, ocasionalmente, dos nervos zigomaticotemporal e zigomaticofrontal. A anestesia ou parestesia do lábio inferior como resultado de lesão do nervo dentário inferior é a complicação mais comum da fractura do corpo da mandíbula. A recuperação da sensibilidade no lábio inferior depende da natureza da fractura original e da forma como foi reparada. As taxas registadas de hipoestesia do lábio e do queixo são de aproximadamente 15% dos casos.[9]

Dor

A dor facial crónica é um problema reconhecido, especialmente após lesões extensas. A causa desta dor crónica é desconhecida. Em muitos casos, reflecte provavelmente o elemento "tecido mole" subestimado da lesão original. A dor pode ser mais incómoda em temperaturas frias.[9]

Paralisia/Parésia

Cerca de 15% de todos os casos de paralisia facial ocorrem na sequência de lesões craniofaciais. É também observada em 1,5% das fracturas do crânio. A lesão do nervo pode também complicar as fracturas do arco zigomático, do ramo e do côndilo da mandíbula, quer como resultado de uma lesão penetrante que secciona os ramos do nervo, quer como resultado de um traumatismo contundente que provoca uma neurapraxia (incluindo a reparação cirúrgica). Neste último caso, a recuperação da fraqueza nervosa resultante ocorre geralmente de forma relativamente rápida. A recuperação depende do local da lesão, do tipo de lesão (contundente ou penetrante) e do tratamento subsequente. Aproximadamente 75% recuperam espontaneamente. A exposição cirúrgica do côndilo mandibular, do arco zigomático ou a elevação de um retalho coronal também colocam o doente em risco de lesão do nervo facial. Este acesso também pode resultar em danos no fornecimento sensorial à testa. A incidência registada de fraqueza facial transitória após a reparação aberta do côndilo é de aproximadamente 10%, com fraqueza permanente em 1% dos casos. Os casos ligeiros podem recuperar espontaneamente, mas é importante assegurar que o encerramento das pálpebras ou o fenómeno de Bell são adequados para manter o globo protegido durante a recuperação. Caso contrário, é necessário fornecer proteção (penso ocular, lubrificantes tópicos, pesos na pálpebra superior ou tarsorrafia). Os testes electrofisiológicos continuam a ser a ferramenta de prognóstico mais fiável para a recuperação do nervo pós-traumático. Se o nervo facial tiver sido cortado, as técnicas microcirúrgicas podem ser bem sucedidas no restabelecimento da função, mas é muito importante efetuar a reparação ao mesmo tempo que a laceração facial é explorada e suturada. As lesões agudas proximais ao canto lateral requerem uma reparação microneural primária com ou sem um enxerto interposicional. A restauração da continuidade e da função como procedimento secundário é muito mais difícil.[9]

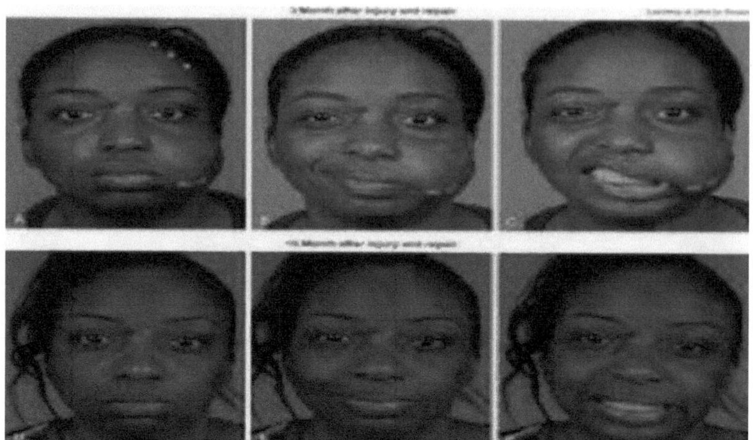

Fig. 4. Paralisia facial após traumatismo[9]

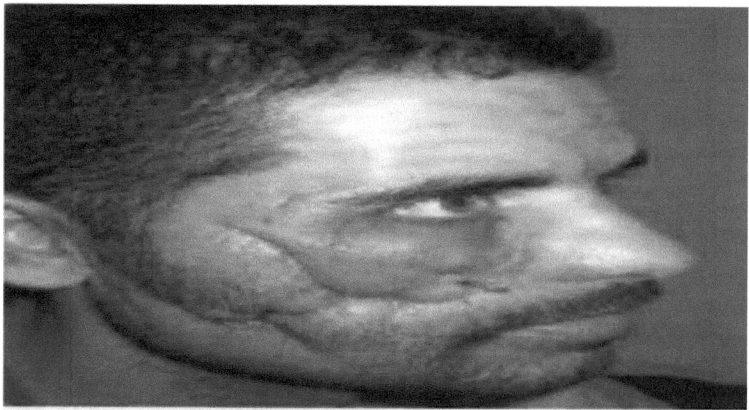

Fig. 5. Contração da ferida após traumatismo facial[10]

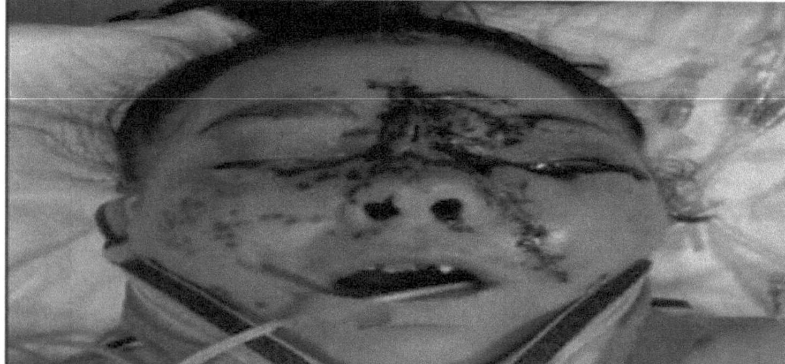

Fig. 6. Reativação do vírus do herpes simplex (HSV) após traumatismo[9]

CICATRIZES HIPERTRÓFICAS E QUELÓIDES

Devido às suas muitas semelhanças, os termos cicatriz hipertrófica e queloide são muitas vezes utilizados indistintamente. De facto, existem várias distinções entre uma cicatriz hipertrófica e um queloide em termos da sua apresentação clínica, bioquímica e histopatológica. Ao elaborar um plano de tratamento para a gestão de cicatrizes hipertróficas e quelóides, o diagnóstico adequado da entidade clínica correcta é fundamental; isto é particularmente verdade nas fases iniciais da formação do queloide, quando este pode parecer visualmente muito semelhante a uma cicatriz hipertrófica. A patogénese de ambos os processos patológicos representa uma fibroproliferação anormal durante a cicatrização, o que leva a uma deposição excessiva e desorganizada de colagénio na pele.[10]

É importante referir que nem os quelóides nem as cicatrizes hipertróficas são conhecidos por ocorrerem espontaneamente e seguir-se-ão sempre a alguma forma de insulto tecidular, seja por cirurgia ou por trauma. A revisão histopatológica pode ser útil para determinar qual a entidade clínica presente, embora se deva notar que a distinção histológica entre estas entidades continua a evoluir.[11]

Tempo de início	Segue uma progressão semelhante à cicatrização normal de feridas, mas com prolongamento das fases proliferativa e de maturação	Variável; pode ocorrem durante a cicatrização inicial da ferida, mas também podem ocorrer espontaneamente anos após a formação de cicatrizes estáveis concluído
Progressão	Aumento rápido e intenso da cicatriz durante vários meses, seguido de entrada espontânea na fase regressiva	Potencial de crescimento persistente e baixa probabilidade de quiescência. Não entrará espontaneamente numa fase regressiva
Extensão da lesão	Permanece contido nos limites iniciais da lesão	Extensão para além dos limites do projeto inicial prejuízo (definindo caraterística de quelóides)
Clínica apresentação	Cicatriz rosa ou vermelha elevada que pode ou pode não ser pruriginosa	Elevado cicatriz eritematosa com maior propensão para ser extremamente dolorosa e pruriginosa
Recorrência	Raro após excisão cirúrgica	Quase 100% após excisão cirúrgica isolada
Tipo de pele associado	Nenhum	Predileção por indivíduos de pele mais escura
Influência hormonal	Nenhum	Conhecida por se agravar durante a gravidez e a puberdade
Histopatológico características	Colagénio de tipo III orientado paralelamente a superfície epidérmica Nódulos abundantes contendo miofibroblastos Grandes filamentos de colagénio extracelular Sem invasão da derme circundante	Desorganizado colagénio de tipo I e de tipo III Nódulos sem miofibroblastos Presença de colagénio hialinizado Núcleo acelular com feixes de colagénio espessos Bandas fibrosas proeminentes do tipo fáscia Invasão em derme circundante normal

Tabela 1 . Diferença entre cicatriz hipertrófica e queloide[11]

TRATAMENTO DE CICATRIZES HIPERTRÓFICAS E QUELÓIDES

Talvez o melhor tratamento possível para as cicatrizes hipertróficas e quelóides seja a adoção de uma atitude preventiva precoce, com especial atenção para a minimização dos factores incitantes que podem levar à sua formação. A contratura da ferida e a tensão excessiva da pele têm sido implicadas na formação de cicatrizes hipertróficas e quelóides, embora esta teoria ainda esteja sujeita a debate.[12]

No entanto, ao planear o procedimento de revisão, é importante orientar as incisões cirúrgicas paralelamente às linhas de tensão relaxada da pele, de modo a que o vetor de encerramento da ferida seja paralelo às linhas de extensibilidade máxima e minimize a tensão de encerramento da ferida. Infelizmente, a formação de quelóides e cicatrizes hipertróficas pode, por vezes, ser inevitável, dada a natureza da lesão de um doente e a predisposição subjacente para cicatrizes excessivas. Em geral, o tratamento dos quelóides é mais problemático do que o das cicatrizes hipertróficas, dado o seu potencial de crescimento indefinido e a propensão para a recorrência mesmo com tratamento, enquanto a excisão cirúrgica das cicatrizes hipertróficas é frequentemente curativa.[12] Têm sido sugeridas várias opções terapêuticas, que incluem cirurgia, injeção local de esteróides, terapia de compressão, cobertura de silicone, radiação e quimioterapia.

Cirurgia

A excisão cirúrgica dos quelóides e das cicatrizes hipertróficas tem sido tradicionalmente a base do tratamento. No caso das cicatrizes hipertróficas, a excisão cirúrgica por si só é muitas vezes suficiente para melhorar a cosmese da cicatriz[13] Este ponto é particularmente verdadeiro se a cicatriz hipertrófica for o resultado final de uma ferida complicada (infetada) ou de uma ferida que tenha sido submetida a um encerramento tardio, uma vez que o aspeto da ferida não é necessariamente o produto direto de uma predisposição subjacente para uma cicatrização aberrante.

A excisão cirúrgica de cicatrizes hipertróficas e quelóides resultantes de feridas não complicadas é muitas vezes difícil e são frequentemente relatadas taxas de recorrência de 50% a 100% após a excisão isolada.[14] A rutura do tecido circundante criada pelo procedimento cirúrgico pode também levar a um aumento da deposição de colagénio e à recorrência de um queloide maior do que a lesão inicialmente excisada.[15] Assim, a utilização de terapias adjuvantes, para além da cirurgia, é um pré-requisito para o tratamento eficaz de cicatrizes hipertróficas refractárias e quelóides.

Esteróides intralesionais

Dada a elevada taxa de recorrência dos quelóides tratados apenas com excisão cirúrgica, são frequentemente necessárias terapias adjuvantes para obter um controlo adequado. Os corticosteróides intralesionais tornaram-se um dos pilares do tratamento de cicatrizes hipertróficas e quelóides. Os corticosteróides intralesionais actuam reduzindo a síntese de colagénio, diminuindo a proliferação de fibroblastos, inibindo a síntese de glicosaminoglicanos e suprimindo mediadores pró-inflamatórios como o TGF-b e o VEGF. (Os doentes devem ser aconselhados sobre os possíveis efeitos secundários da injeção de corticosteróides e sobre a necessidade de tratamentos em série. Os esteróides podem suavizar e aplanar o aspeto das cicatrizes hipertróficas e dos quelóides; no entanto, não reduzem a cicatriz nem resultam numa resolução incompleta da lesão[16] , daí a necessidade de um tratamento multimodal. Os possíveis efeitos secundários dos corticosteróides injetados incluem atrofia da pele e do tecido subcutâneo, despigmentação, telangiectasias, necrose e ulceração da pele e, em casos extremos, o desenvolvimento de características cushingóides[14] . O acetonido de triamcinolona (AT) é o esteroide mais utilizado no tratamento de quelóides e cicatrizes hipertróficas. Vários investigadores defendem a mistura de AT com partes iguais de lidocaína e epinefrina para melhorar o conforto do doente durante as injecções. As recomendações sobre a dosagem e a frequência das injecções variam na literatura, mas o esquema de tratamento dependerá em grande medida da resposta às injecções. Numerosos investigadores indicam doses de 10 mg/mL a 40 mg/mL de AT. A injeção deve ser orientada de modo a infiltrar-se na camada dérmica, o que facilitará a injeção e a dispersão da solução. São frequentemente necessárias várias injecções intercaladas ao longo de vários meses para obter uma melhoria adequada do aspeto do queloide/cicatriz. As injecções devem ser interrompidas quando a cicatriz/queloide se torna estável ou quando começam a surgir efeitos secundários adversos.[16]

Terapia de compressão

A utilização de pensos de pressão para reduzir a formação de cicatrizes foi relatada pela primeira vez em 1835 e tem sido utilizada na profilaxia de cicatrizes excessivas de queimaduras desde a década de 1970.[14] Infelizmente, a aplicação da terapia de compressão em cicatrizes resultantes de traumas faciais é muitas vezes extremamente difícil, tanto do ponto de vista prático como do ponto de vista da adesão do doente. Devido aos longos períodos de tratamento (6-12 meses), a utilização da terapia de compressão na região da cabeça e do pescoço tem sido largamente relegada para aplicações específicas de quelóides dos lóbulos das orelhas.[14]

Folha de gel de silicone

A utilização de folhas tópicas de gel de silicone para o tratamento de cicatrizes foi referida pela primeira vez nos anos 80 e ganhou popularidade nas décadas seguintes. É uma das poucas modalidades de tratamento de cicatrizes que foi avaliada em ensaios aleatórios controlados, tendo sido recomendada por alguns investigadores como tratamento de primeira linha antes de se considerar a cirurgia e as injecções intralesionais de esteróides.[17] A cobertura de gel de silicone também pode ser utilizada como medida profiláctica se os doentes forem conhecidos como formadores de cicatrizes hipertróficas ou tiverem uma história conhecida de formação de quelóides. Recomenda-se que o gel de silicone seja aplicado logo após a epitelização da ferida ter terminado, e deve permanecer no local durante um mínimo de 12 horas por dia durante pelo menos 2 meses.[16] Embora o mecanismo exato pelo qual a cobertura de silicone reduz a formação de cicatrizes ainda não seja bem compreendido, representa uma estratégia de tratamento eficaz e minimamente invasiva que é geralmente bem tolerada pelos doentes.[16]

Radiação e quimioterapia

O uso de radioterapia e quimioterápicos no tratamento de quelóides tem sido bem documentado na literatura. A incorporação destas modalidades só é geralmente considerada quando os quelóides não respondem às tentativas iniciais com estratégias de tratamento mais conservadoras.[16]

CICATRIZES ATRÓFICAS

As cicatrizes atróficas são outra complicação comum da cicatrização aberrante de feridas e representam uma entidade clínica distinta das cicatrizes hipertróficas e dos quelóides. Em vez de se formarem a partir de um excesso de fibroproliferação, como é o caso das cicatrizes hipertróficas e dos quelóides, as cicatrizes atróficas resultam de um subfuncionamento dos mecanismos fibroproliferativos. A deposição deficiente de colagénio e a atrofia dérmica conduzem a depressões topográficas na pele, uma caraterística da cicatriz atrófica. A cirurgia, o traumatismo cutâneo, a acne e a contratura da ferida são apenas algumas das causas potenciais da formação de cicatrizes atróficas. Estas cicatrizes podem inicialmente parecer eritematosas, mas com a maturação contínua da ferida tornam-se frequentemente mais fibróticas, hipopigmentadas e deprimidas em relação ao tecido circundante.[18]

REVISÃO DE CICATRIZES POR LASER

Atualmente, existem várias opções diferentes de laser resurfacing à disposição do cirurgião para aplicações na revisão de cicatrizes. O princípio básico do laser resurfacing envolve a ablação selectiva do tecido seguida da indução subsequente de mecanismos de reparação endógenos, levando à reorganização do colagénio e à melhoria do aspeto do tecido cicatricial. As propriedades variáveis de cada sistema laser dependem em grande parte do comprimento de onda da luz emitida e do respetivo cromóforo do tecido que absorve a luz dentro da gama desejada. É este princípio que permite que diferentes sistemas de energia de luz laser afectem preferencialmente alvos moleculares específicos no tecido e causem áreas discretas de danos nos tecidos, deixando outros componentes do tecido inalterados. Com vários sistemas laser diferentes atualmente disponíveis no mercado, é importante que o cirurgião tenha um conhecimento básico das propriedades de cada sistema para que a modalidade correcta de laser-resurfacing seja aplicada no cenário clínico adequado.[18]

LASER DE CO2

O laser de CO2 tem o mais longo historial de qualquer sistema de rejuvenescimento a laser atualmente disponível no mercado e continua a ter utilidade numa grande variedade de aplicações para além do tratamento tardio de tecido cicatrizado. O comprimento de onda da luz emitida pelos lasers de CO2 varia entre 9400 e 10.600 nm. Neste comprimento de onda, o principal cromóforo é a água, e o mecanismo de ablação selectiva dos tecidos é através da vaporização da água intracelular e extracelular. Os lasers de CO2 induzem a coagulação térmica na camada dérmica da pele e podem estimular a remodelação dos tecidos e uma neocolagénese robusta. Assim, os lasers de CO2 têm aplicações no tratamento de cicatrizes atróficas em que a indução da fibroproliferação é desejável para recuperar o volume do tecido dérmico, ao passo que a utilização no tratamento de quelóides resulta quase sempre invariavelmente em recidiva pela mesma razão. A principal desvantagem dos lasers de CO2 é o maior nível de dano tecidular produzido em relação a outros sistemas laser. A penetração mais profunda da zona de dano térmico pode levar a um eritema pós-operatório persistente que pode durar de 2 a 6 meses após um procedimento de resurfacing. As complicações adicionais dos tratamentos com laser de CO2 incluem edema, exsudação, formação de crostas, infeção, cicatrizes, crises de acne, prurido e alteração retardada ou imediata da pigmentação da pele.[18]

Lasers Er:YAG

O laser de ítrio-alumínio-garnet dopado com érbio (Er:YAG) é outro laser ablativo que foi introduzido em meados da década de 1990. Os lasers Er:YAG têm um comprimento de onda emitido de 2940 nm e também têm como alvo a água como cromóforo primário dos tecidos. Os lasers de Er:YAG foram elogiados por terem um coeficiente de absorção de água 16 vezes superior ao dos lasers de CO2 e uma capacidade concomitante de reduzir os danos térmicos nos tecidos. A maior afinidade pela água e a diminuição dos danos térmicos nos tecidos estão correlacionadas com uma menor morbilidade pós-operatória, tempos de recuperação mais curtos e menor necessidade de anestesia em comparação com a terapia tradicional com laser de CO2. No entanto, a reduzida profundidade de penetração do comprimento de onda emitido, juntamente com a redução da lesão térmica, também se correlaciona com uma menor eficácia clínica na remodelação dos tecidos, em comparação com o laser de CO2. No entanto, a penetração mais superficial do laser Er:YAG torna-o também menos suscetível de causar hipopigmentação da pele, pelo que é considerado mais seguro na aplicação da revisão de cicatrizes em indivíduos de pele mais escura.[19]

LASERS NÃO ABLATIVOS

Em contraste com as tecnologias laser ablativas anteriormente referidas, os lasers não ablativos são capazes de induzir a remodelação dérmica sem ablação concomitante da superfície epidérmica. Os lasers que utilizam esta tecnologia incluem o laser de corante pulsado (PDL) e o laser de ítrio-alumínio-garnet dopado com neodímio (Nd:YAG). O laser Nd:YAG inibe a produção de colagénio por efeito fotobiológico direto e provoca o enfarte do tecido com carbonização e descamação da área tratada, mas os resultados iniciais foram transitórios e a recorrência de cicatrizes foi comum. O laser Nd:YAG tem taxas de resposta entre 36% e 47%[20]. Os PDL geram uma emissão de luz com comprimento de onda entre 585 e 595 nm, que é preferencialmente absorvida pela hemoglobina e melanina. Esse aspeto torna esse sistema de laser ideal para o tratamento de lesões vasculares como manchas vinho do porto, telangiectasias e hemangiomas, mas deve-se ter cuidado no tratamento de indivíduos de pele mais escura, que apresentam maior risco de despigmentação com o uso de sistemas PDL. A tecnologia não ablativa das PDLs reduz a probabilidade de eritema pós-operatório significativo, que é a principal desvantagem dos lasers ablativos de CO2. A tecnologia PDL é adequada para o tratamento de cicatrizes vermelhas, hiperémicas e hipertróficas, e é eficaz na redução da pigmentação, vascularização e volume do tecido cicatricial.[21]

Fototermólise fraccionada

A fototermólise fraccionada (FP) foi introduzida pela primeira vez em 2004 e tornou-se a forma mais avançada de terapia laser atualmente existente no mercado. A FP tem sido utilizada em aplicações de laser ablativas e não ablativas. Esta tecnologia baseia-se na divisão do feixe de laser numa série de feixes mais pequenos, que criam colunas focais de necrose tecidular designadas por zonas de tratamento microscópico (MTZ). Estas MTZs são rodeadas por áreas de tecido não perturbado, o que facilita a rápida cicatrização das zonas necróticas intermédias. As MTZs criadas pelos lasers fraccionados ablativos (lasers fraccionados de CO2 e Er:YAG) envolvem as camadas epidérmica e dérmica, enquanto os lasers fraccionados não ablativos criam apenas uma coluna dérmica de necrose. Além disso, os lasers fraccionados não ablativos não violam o estrato córneo, o que preserva a função de barreira epidérmica no pós-operatório, ao passo que os lasers fraccionados ablativos vaporizam o estrato córneo. Clinicamente, a pele tratada com lasers fraccionados ablativos tem um aspeto semelhante ao da pele tratada com tecnologia laser ablativa mais antiga, porque as colunas de necrose não têm uma capa epitelial protetora, o que resulta num eritema pós-operatório semelhante e numa drenagem serosanguinolenta na área tratada.[22]

No entanto, a reepitelização ocorrerá rapidamente como resultado da entrada de fibroblastos e células epiteliais do tecido intacto que rodeia as MTZs. Assim, o eritema pós-tratamento com lasers fraccionados desaparece num período de 6 a 7 dias, ao passo que o eritema dos sistemas laser ablativos mais antigos persiste normalmente durante 2 a 6 meses. Os doentes com tipos de pele mais claros (tipos I-III de Fitzpatrick) são considerados mais ideais para o tratamento com sistemas de laser fraccionado, embora o tratamento de tons de pele mais escuros (tipos IV-V de Fitzpatrick) também possa ser tratado com segurança.[22]

Os sistemas laser fraccionados ganharam popularidade devido aos seus períodos de recuperação pós-operatória mais curtos e aos seus perfis de efeitos secundários reduzidos em comparação com as tecnologias laser puramente ablativas. É de notar que, em todos os sistemas laser, aqueles que são capazes de gerar níveis mais elevados de lesão térmica nos tecidos (sistemas ablativos) serão geralmente capazes de atingir níveis mais elevados de eficácia clínica; no entanto, podem também ocorrer riscos mais elevados de eventos adversos (despigmentação, eritema, dor, infeção, etc.).[22]

DERMOABRASÃO E PEELINGS QUÍMICOS

A dermoabrasão e o peeling químico são formas adicionais de rejuvenescimento da pele que podem ser úteis no tratamento de cicatrizes secundárias a traumas faciais. Os princípios da dermoabrasão são semelhantes aos da revisão de cicatrizes por laser, na medida em que resulta na remoção selectiva da epiderme e na remoção parcial das camadas dérmicas subjacentes. A dermoabrasão é normalmente efectuada com escovas de diamante ou escovas de arame ligadas a peças de mão rotativas com velocidades variáveis. A dermoabrasão é eficaz no tratamento de cicatrizes atróficas e hipertróficas, para além de ser utilizada em várias outras aplicações, incluindo o tratamento de rítides, rinofima e lesões cutâneas superficiais pré-malignas e malignas. Durante a avaliação pré-operatória antes da dermoabrasão, é importante que o cirurgião pergunte especificamente sobre o uso atual ou anterior de isotretinoína (Accutane), uma vez que esta tem sido associada à formação de cicatrizes hipertróficas e quelóides após o tratamento de dermoabrasão. Por conseguinte, os doentes devem suspender esta medicação durante 6 a 12 meses antes de se submeterem a um procedimento de dermoabrasão. Os doentes com pele mais escura devem ser cuidadosamente aconselhados sobre o risco de hiperpigmentação após o procedimento, bem como sobre o aumento da probabilidade desta complicação com a exposição concomitante aos estrogénios e ao sol.[23]

As técnicas de peeling utilizam agentes químicos ablativos para romper seletivamente os tecidos epiteliais e dérmicos da pele, o que resulta na reorganização do colagénio e na melhoria do aspeto dos tecidos cicatrizados. Os agentes utilizados para os peelings químicos são classificados com base na sua profundidade de penetração na pele e podem ser genericamente classificados como agentes de peeling superficial, médio e profundo. No entanto, a profundidade de penetração destes agentes também depende da sua concentração, da duração da aplicação e do número de vezes que são aplicados. Está disponível uma grande variedade de peelings com diferentes mecanismos de ação, que podem ser modulados através da alteração das concentrações. Atualmente, os agentes para peelings superficiais incluem os alfa-hidroxiácidos (AHAs), como o ácido glicólico (GA), e os beta hidroxiácidos (BHAs), incluindo o ácido salicílico (SA). Um derivado do ácido salicílico, o ácido β-lipo-hidroxi (LHA, até 10%) é amplamente utilizado na Europa e foi recentemente introduzido nos Estados Unidos. Os peelings de tretinoína são utilizados para tratar o melasma e a hiperpigmentação pós-inflamatória (PIH). O ácido tricloroacético (TCA) pode ser utilizado para peelings superficiais (10-20%) e para peelings de profundidade média (35%). Os peelings combinados, tais como a combinação de Monheit (solução de Jessner com TCA), a combinação de Brody (dióxido de carbono sólido com TCA), a combinação de Coleman (GA 70% + TCA),10 e a solução de Jessner com GA, têm sido utilizados para peelings de média profundidade, quando é necessário um efeito mais profundo na pele, mas o peeling profundo não é uma opção. Os peelings profundos são normalmente efectuados com soluções à base de fenol, incluindo o peeling de fenol de Baker-Gordon e o mais recente peeling de fenol e óleo de cróton de Hetter.[24]

TÉCNICAS CIRÚRGICAS DE REVISÃO DE CICATRIZES

Várias técnicas cirúrgicas diferentes de revisão de cicatrizes incluem a excisão de cicatrizes inestéticas resultantes de fracturas faciais. Estas técnicas podem ajudar a esconder cicatrizes e podem também esconder cicatrizes dentro das linhas de tensão da pele relaxadas.

A reorientação das cicatrizes de modo a ficarem paralelas às linhas de tensão da pele relaxada também ajuda a diminuir a tensão da ferida e reduz as tensões mecânicas que contribuem para a cicatrização aberrante da ferida e para a formação de cicatrizes. Em circunstâncias ideais, a simples reexcisão de uma cicatriz pode ser uma modalidade de tratamento eficaz para obter um resultado estético. Pequenas cicatrizes já orientadas paralelamente a linhas de tensão da pele relaxadas podem ser excisadas de forma elíptica, minadas perifericamente para facilitar o fecho e depois reaproximadas com sutura dérmica suficiente para garantir a eversão da borda da ferida.[25]

O descolamento periférico do tecido ajudará a reduzir a tensão da ferida e o subsequente alargamento da cicatriz, enquanto a eversão adequada ajudará a evitar a formação de uma cicatriz deprimida após a contratura da ferida durante a cicatrização. As cicatrizes largas que já estão orientadas de forma óptima relativamente às linhas de tensão da pele relaxada também podem ser tratadas com excisão em série para tirar partido da fluência mecânica inerente aos tecidos. A excisão parcial da cicatriz, seguida de períodos de cicatrização, permite ao cirurgião tirar partido das propriedades viscoelásticas da pele e permite que uma cicatriz larga seja reduzida ao longo de múltiplos tratamentos que, de outra forma, seriam impossíveis de rever num único procedimento.[25]

Z-Plasty

A utilização da zetaplastia na revisão de cicatrizes tem 3 objectivos principais em termos de alteração das características de uma cicatriz: pode ser utilizada para reorientar a direção de uma cicatriz; pode interromper a linearidade da cicatriz para ajudar na camuflagem da cicatriz; e pode também alongar uma cicatriz, o que é benéfico quando as cicatrizes criam contratura indesejável dos tecidos circundantes. A zetaplastia é particularmente útil na reorientação de cicatrizes para que caiam dentro das linhas naturais de relaxamento da pele da face ou para deslocar cicatrizes para que caiam entre subunidades anatómicas da face, onde serão menos visíveis. A zetaplastia é também vantajosa na medida em que requer uma excisão mínima de tecido, o que é um pré-requisito para outros tipos de procedimentos de revisão (ou seja, zetaplastia em W ou encerramento geométrico de linhas quebradas). Uma desvantagem da Z-plastia é a produção de 2 novas cicatrizes, aumentando o comprimento da cicatriz original por um fator de 3. Além disso, pelo menos 1 membro da cicatriz recém-criada cairá geralmente fora das linhas de tensão da pele relaxada. No entanto, com uma aplicação clínica adequada e uma técnica cirúrgica meticulosa, a zetaplastia é um método eficaz para aumentar a estética da cicatriz.[25]

W-Plasty e fecho geométrico da linha quebrada

A principal consideração para a utilização de uma revisão de plastia em W é uma cicatriz linear larga que corre perpendicularmente às linhas de tensão da pele relaxada numa área convexa da face, como a sobrancelha, têmporas ou regiões malares. A utilização desta técnica requer a excisão do tecido cicatricial e do tecido adjacente normal, e só deve ser utilizada em áreas com suficiente laxidez tecidular para permitir o avanço necessário dos bordos da ferida. Ao conceber uma plastia em W, é fundamental assegurar que, pelo menos, 50% dos membros são orientados paralelamente às linhas de tensão da pele relaxada, para reduzir a probabilidade de tensão excessiva da ferida durante o encerramento e o alargamento da cicatriz com contratura durante a cicatrização.[25]

O retalho geométrico de linha quebrada é semelhante à plastia em W, pois também é indicado para cicatrizes lineares paralelas às linhas de tensão da pele relaxada em áreas convexas da face. Segue os mesmos princípios da plastia em W, pois é um retalho geométrico de avanço bilateral; no entanto, substitui as formas geométricas irregulares pelos membros triangulares cruzados utilizados na plastia em W. Este fecho geométrico de linhas quebradas é mais adequado para o tratamento de cicatrizes longas que não são revistas de forma óptima com a W-plastia. O padrão de fecho repetitivo produzido pela plastia em W torna-se mais facilmente percetível quando o comprimento da cicatriz aumenta, e o fecho geométrico de linhas quebradas contorna este problema ao quebrar a linearidade da cicatriz num padrão mais aleatório.[25]

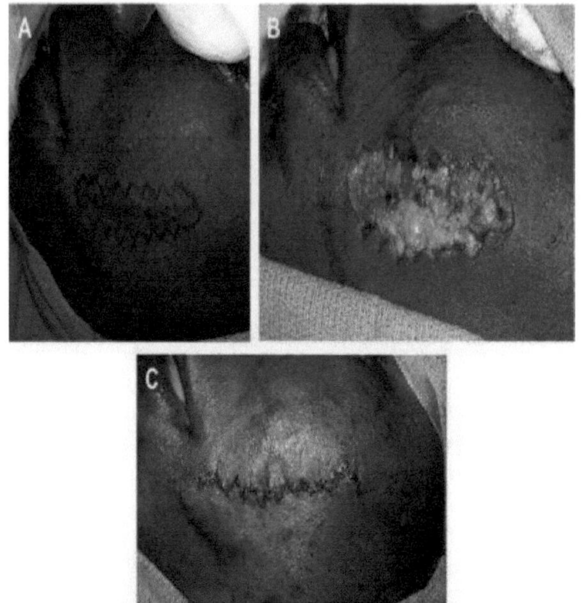

Fig. 7. W - Plastia[25]

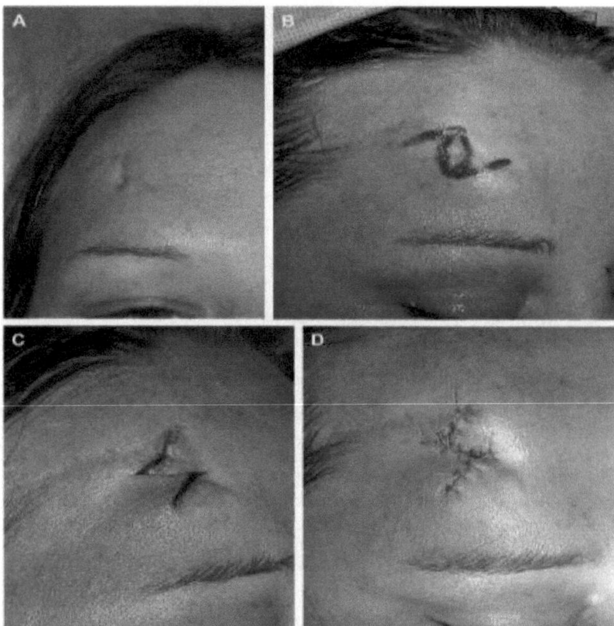

Fig. 8. Z - Plastia[25]

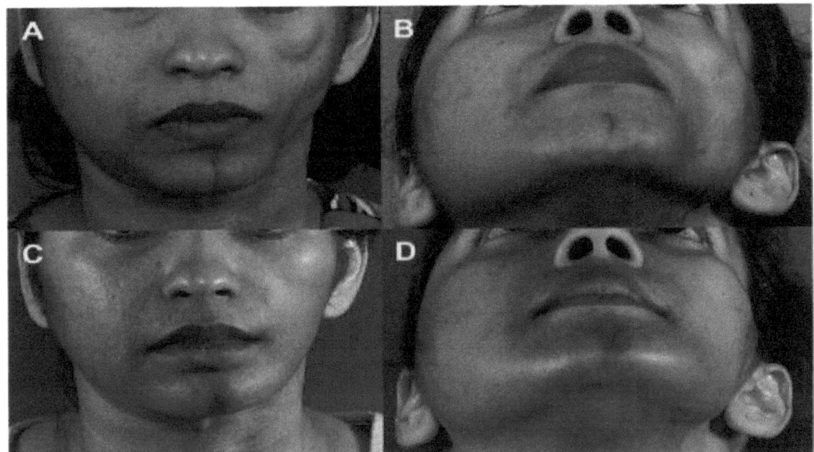

Fig. 9: Subcisão[26]

Subcisão

A subcisão é uma técnica útil no tratamento de cicatrizes deprimidas que podem ter resultado de uma eversão insuficiente do bordo da ferida ou de uma contração excessiva da cicatriz durante a cicatrização. A subcisão baseia-se no princípio de cortar as ligações fibróticas subcutâneas que prendem uma cicatriz deprimida e na subsequente indução de neocolagénese, que eleva a cicatriz após a cicatrização reparadora. O procedimento é normalmente efectuado com a inserção circunferencial de uma agulha hipodérmica numa cicatriz deprimida, seguida de uma manobra de elevação suave para elevar o tecido epidérmico sobreposto da derme subjacente. A técnica é fácil de executar e tem uma morbilidade pós-operatória mínima devido à natureza minimamente invasiva do procedimento; no entanto, podem ocorrer dor, inchaço, hematomas, hiperpigmentação e formação de hematoma se o procedimento for efectuado com demasiado vigor ou se a penetração da agulha for demasiado profunda.[26]

DEFICIÊNCIA DE VOLUME DOS TECIDOS MOLES FACIAIS PÓS-TRAUMÁTICA

Um aspeto desafiante da reconstrução facial pós-traumática é a contabilização da perda de volume. A avulsão traumática de tecidos simples ou compostos pode ocorrer de forma aguda, como em mordeduras de cães ou ferimentos por arma de fogo. Alternativamente, a perda de volume facial pode ser secundária à intervenção cirúrgica destinada a tratar o trauma original. Os doentes podem sofrer de perda de volume secundária a uma falha na ressuspensão dos tecidos após uma cirurgia que tenha descolado as ligações musculofasciais ao esqueleto facial.[27]

Após a reparação da ferida, os tecidos moles sofrem contratura e a gordura subcutânea e os tecidos musculares podem atrofiar, causando irregularidade e adelgaçamento dos tecidos moles. A atrofia da gordura ocorre no contexto do trauma quando os tecidos subcutâneos ou colecções de gordura (ou seja, gordura periorbital, almofada de gordura temporal superficial ou almofada de gordura bucal) perdem o seu fornecimento de sangue ou inervação. Este processo inicia-se algumas semanas após o traumatismo inicial, mas pode demorar vários meses a atingir a sua extensão total. Além disso, as colecções de gordura estrutural podem ser deslocadas ou ptóticas devido ao traumatismo inicial ou à intervenção cirúrgica, sem que se consiga ressuspendê-las. Em geral, as técnicas restauradoras de volume incluem a transferência adjacente de tecido, a transferência livre de tecido e a reposição de volume protético ou aloplástico. Essas intervenções devem ser programadas adequadamente para maximizar o benefício do tratamento e evitar uma restauração inadequada. A restauração antes da manifestação completa do defeito pode resultar numa reconstituição inadequada da forma correcta. Nalguns casos, quando a pele e os tecidos subcutâneos são perdidos, deixar passar semanas até à granulação total pode produzir resultados iniciais aceitáveis, tornando a eventual reconstrução necessária menos considerável; isto é particularmente verdade na parte superior da testa, mas também pode ser bem sucedido em áreas com anatomia mais complexa, como os lábios. Em alternativa, pode ser utilizada uma cobertura biológica, como o penso de matriz de duas camadas Integra.[27]

A ferida pode ser renovada numa data posterior, quando se pretende obter uma cobertura definitiva. A pré-sutura, ou a realização de uma fluência mecânica, também pode melhorar os resultados dos tecidos moles antes do encerramento definitivo tardio. Noutras circunstâncias, quando a reconstrução não é tão claramente faseada, os defeitos requerem um certo período de tempo para se manifestarem completamente antes da reconstrução adequada. Em casos de atrofia dos tecidos, a restauração do volume por qualquer meio deve ser suspensa até que a extensão da atrofia se manifeste. Nalguns casos, esta situação pode demorar até 6 meses a um ano a ocorrer, mas o cirurgião deve monitorizar a estabilidade ao exame antes da intervenção. Quando a ptose tecidular está implicada, a intervenção precoce é muitas vezes aceitável, e mesmo aconselhável, antes que a cicatrização e a contratura tornem a suspensão correctiva mais difícil. Nos casos de grandes defeitos avulsivos e de defeitos compostos, a reconstrução pode ser efectuada de forma faseada através de cirurgia microvascular.[27]

RETALHOS LOCAIS DE ROTAÇÃO E DE AVANÇO

Quando é necessário tecido para aumentar ou reconstruir um défice de volume, a transferência local de tecido adjacente pode muitas vezes resultar em bons resultados. Os retalhos locais podem ser vascularizados por vasos específicos (ou seja, a artéria supratroclear para o retalho paramediano da testa) ou aleatoriamente (ou seja, a maioria dos retalhos das bochechas e do queixo).

Em geral, a espessura e a qualidade do tecido adjacente a um defeito avulsionado é semelhante à do tecido em falta, o que é benéfico do ponto de vista cirúrgico e estético. Os lábios e a abertura bucal são outro local passível deste tipo de tratamento quando o tecido é avulsionado ou necessariamente desbridado cirurgicamente numa fase inicial. Nalguns casos, por exemplo em defeitos da bochecha, pode ser indicado um retalho musculomucoso da artéria facial. Finalmente, nos casos em que não existe tecido local suficiente, como no caso de grandes defeitos do couro cabeludo, podem ser utilizados expansores de tecido para gerar tecido para cobertura total.[27]

TRANSFERÊNCIA LIVRE DE TECIDOS

Dentro do espetro da transferência de tecido livre estão circunscritas muitas modalidades de reconstrução, desde enxertos de pele a transferência de gordura e retalhos livres compostos. Quando é necessário tecido viável e o tecido local é insuficiente, não indicado ou indesejável, o tecido livre pode frequentemente restaurar o volume e a estrutura de forma duradoura. Nalguns casos, como nos retalhos radiais do antebraço para reconstrução labial, estas técnicas podem também restaurar a função, neste caso a competência labial e a sensação.

Enxerto de pele de espessura total

O enxerto de tecido livre também pode assumir a forma de enxertos de pele de espessura total e enxerto de gordura. O enxerto de pele de espessura total proporciona uma boa correspondência com o tom, a qualidade e a espessura dos tecidos moles. Para a substituição da pele, se não houver retalhos rotativos disponíveis ou se a cobertura for incompleta, pode ser obtido um enxerto de pele. Em muitos indivíduos, pode obter-se um enxerto excelente a partir das áreas pré-auricular e pós-auricular. Existe alguma contratura inicial, mas com um dimensionamento adequado, reforço e cuidados posteriores, a viabilidade do enxerto e os resultados finais são excelentes e fiáveis.[27]

Transferência de gordura estrutural

Enquanto os enxertos de pele livres podem ajudar na cobertura dos tecidos moles, o volume dos tecidos moles de nível intermédio pode ser recuperado através da transferência de gordura. O enxerto de gordura, descrito pela primeira vez por Neuber em 1893, mas mais recentemente popularizado por Coleman e outros na década de 1990, é um meio eficaz de adicionar volume a áreas atrofiadas, bem como de suavizar irregularidades. O enxerto de gordura estrutural difere de outras técnicas de enxerto de gordura no que respeita à colheita, purificação e colocação da gordura. Com esta técnica, a taxa de sobrevivência do enxerto de gordura aumenta até 90%.[28]

A gordura autóloga é completamente biocompatível, está disponível em quantidades suficientes na maioria dos doentes, integra-se naturalmente nos tecidos do hospedeiro, é removível, se necessário, e é potencialmente permanente. O enxerto de gordura estrutural é uma técnica útil na cirurgia craniofacial e maxilofacial porque pode ser obtido em quantidades relativamente grandes com risco mínimo. Foi provado que o tecido adiposo humano representa uma fonte rica de células estaminais mesenquimais, que exibem um potencial multilinear e segregam factores angiogénicos e antiapoptóticos. O tecido traumatizado ou com cicatrizes pode reter menos gordura transplantada porque o fornecimento vascular está diminuído, pelo que é necessário mais do que um procedimento.[28]

Embora seja um procedimento seguro, podem ocorrer complicações. As complicações mais frequentes são a sobrecorrecção, a subcorrecção, a formação de nódulos, inchaços e migração de gordura, a infeção, a lesão de estruturas subjacentes e a necrose isquémica. A embolia gorda foi registada em poucos casos. Em cirurgias reconstrutivas e restaurativas complexas, a sobrecorrecção é aconselhável devido à natureza imprevisível da taxa de reabsorção e da absorção do enxerto de gordura.[28]

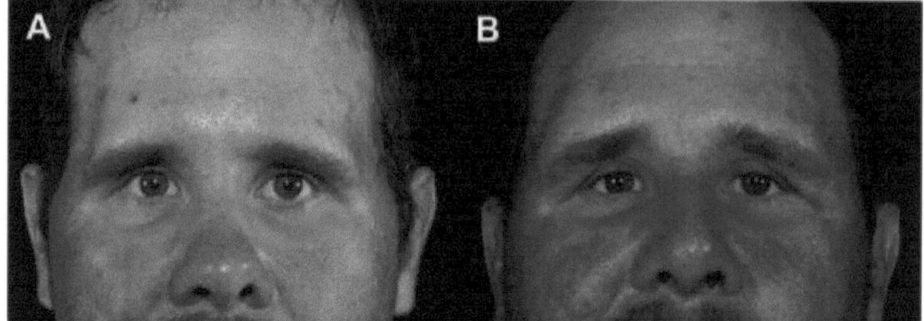

Fig. 10. Pré e pós-colheita de gordura na cavidade temporal[28]

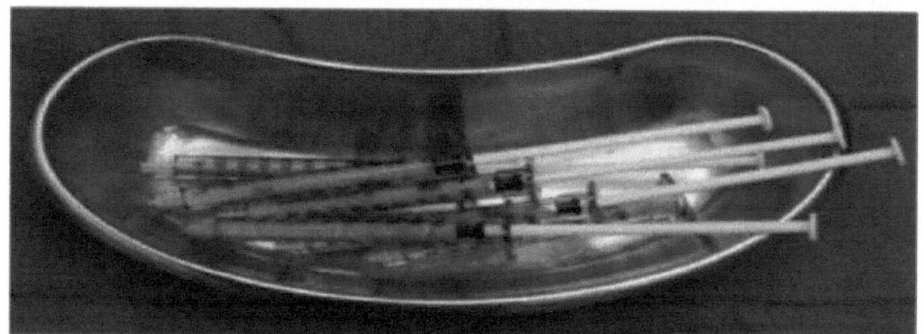

Fig. 11. Gordura colhida para o doente[28]

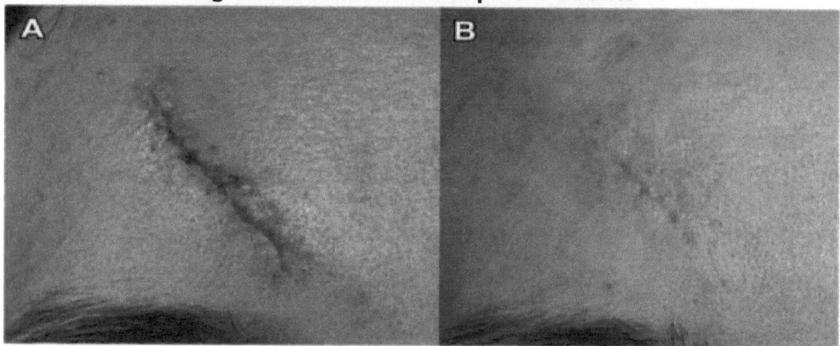

Fig. 12. Cicatriz frontal que ficou deprimida após a cicatrização. O tratamento foi a injeção de ácido hialurónico

Enchimentos de tecidos moles

Nos últimos anos, assistiu-se a uma explosão virtual de produtos de preenchimento disponíveis para o aumento facial. Já não temos de fazer testes cutâneos aos nossos doentes para verificar a sensibilidade dos alergénios a estes produtos.

Os materiais contemporâneos disponíveis para o aumento facial incluem os *ácidos hialurónicos* estabilizados sem origem animal, como o *Restylane* e o *Juvederm*. Estes produtos estão facilmente disponíveis e são bem tolerados pelos doentes, podendo ser úteis para substituir deficiências de volume secundárias a traumatismos faciais ou para melhorar os resultados de determinadas cicatrizes. A utilização destes produtos pode certamente ajudar a melhorar o aspeto das cicatrizes, mas pode também constituir uma transição para um tipo de preenchimento mais permanente a longo prazo. Os materiais são fornecidos estéreis e podem ser injectados a vários níveis na derme e a nível subdérmico para obter o efeito desejado. Os cirurgiões devem considerar estes materiais como adjuvantes disponíveis para utilização quando contemplam procedimentos de revisão menores para efeitos tardios de lesões dos tecidos moles ou defeitos secundários a traumatismos faciais.[28]

Transferência de tecido livre vascularizado

A transferência livre de tecido permitiu a reconstrução de defeitos simples ou compostos com tecido vascularizado. O défice de volume composto ocorre mais frequentemente na sequência de lesões balísticas de alta velocidade ou de traumatismos de alta energia. Neste caso, a pele, bem como o músculo e/ou o osso podem ser perdidos. O avanço ou rotação local de tecido é uma excelente opção em muitos casos, mas para defeitos maiores ou que exijam osso, a transferência livre de tecido pode oferecer a solução mais definitiva. A transferência livre de tecidos pode ser utilizada apenas para tecidos moles. Os retalhos livres podem ser utilizados para reconstruir os lábios, especialmente o lábio inferior. O retalho radial do antebraço com transferência do tendão palmar longo pode ser utilizado para criar um novo lábio inferior e restaurar a competência oral. Os retalhos radiais do antebraço também podem fornecer cobertura orbital definitiva após a enucleação. Da mesma forma, os retalhos anterolaterais da coxa podem ser utilizados quando é necessária uma maior quantidade de tecido mole para cobertura.[28]

RECONSTRUÇÃO ALOPLÁSTICA E PROTÉTICA DE DEFEITOS DOS TECIDOS MOLES

Nalguns casos, quando o enxerto não é possível ou não é desejável para o doente, ou quando o cirurgião requer um maior grau de personalização do resultado, podem ser utilizados materiais aloplásticos e próteses para melhorar o aspeto dos tecidos moles no doente pós-traumático. As próteses são ideais nalguns casos em que os tecidos estão completamente avulsionados ou em falta, como as orelhas ou o nariz.[6]

O cirurgião oral e maxilofacial encontra-se numa posição ideal para ajudar na reconstrução destes defeitos, ancorando uma prótese com implantes craniofaciais osseointegrados. A ptose dos tecidos pode resultar de uma lesão traumática do nervo facial ou de uma falha na ressuspensão adequada dos tecidos, ou de uma rutura das ligações fasciais e dérmicas ao esqueleto facial. Tanto na face média como na testa, este problema é facilmente abordado com dispositivos do tipo Endotine ou procedimentos de elevação semelhantes, que podem ser aplicados utilizando abordagens transorais e transcutâneas familiares aos profissionais de cirurgia maxilofacial.[6]

Em alguns casos, podem ser utilizadas técnicas endoscópicas. Por outro lado, a ressuspensão com suturas ou âncoras ósseas também pode ser utilizada em alguns casos com bons resultados, embora possa ser necessária uma maior dissecção e exposição. Para os defeitos profundos do contorno facial em geral e para a cavidade temporal em particular, têm sido defendidos vários materiais para a reconstrução, desde a malha de titânio ao *polietileno poroso (ou seja, Medpor)* até às próteses *personalizadas de PEEK (poli éter éter cetona)*. Enquanto o Medpor de reserva pode ser ajustado in situ, os implantes como o *Medpor, silicone* e *PEEK* podem ser modelados à medida a partir de exames de tomografia computorizada para corresponder aos contornos ósseos individuais do doente e proporcionar um perfil facial que espelhe o lado contralateral. Todos estes implantes implicam um risco acrescido de infeção, com a eventual possibilidade de explantação. No entanto, em geral, são bem tolerados e produzem bons resultados. Em alguns casos, um enxerto de gordura adicional sobre a prótese no espaço subcutâneo pode suavizar o aspeto e a sensação da área restaurada.[6]

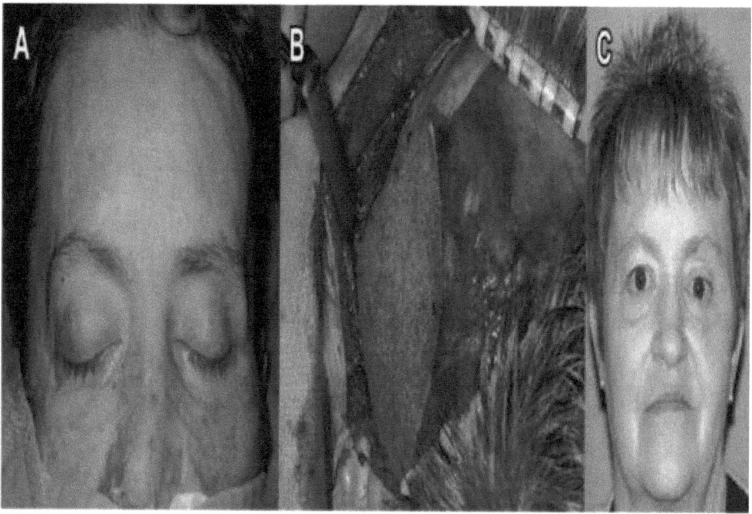

Fig. 13. Oco temporal pós-cirúrgico tratado com implante Medpor. (A) Vista pré-operatória. (B) Colocação intra-operatória do implante. (C) Vista pós-operatória[6]

CAPÍTULO 3

ENXERTOS DE OSSO E CARTILAGEM

Os factores que conduzem a deformidades persistentes após traumatismo craniofacial incluem cominuição grave (especialmente a que requer enxerto ósseo), falta de tratamento definitivo, tratamento inicial excessivamente atrasado e reparação cirúrgica inicial inadequada.[4]

O enxerto ósseo foi relatado pela primeira vez num livro em 1682 por Job Janszoo van Meekeren, um cirurgião em Amesterdão. Neste livro, o autor relatou um caso na Rússia, em que o cirurgião restaurou um defeito craniano utilizando um enxerto de osso craniano de um cão morto. Em 1881, Sir William MacEwen, de Rothesay, Escócia, publicou o primeiro relato de caso de transferência inter-humana bem sucedida de enxertos ósseos. Utilizou cunhas de osso tibial retiradas de três dadores, durante a correção cirúrgica de uma deformidade esquelética, para reconstruir um defeito no úmero de uma criança de 3 anos. Relatórios clínicos subsequentes ajudaram a estabelecer a eficácia dos enxertos ósseos autógenos na reconstrução de defeitos.[5]

Os materiais de enxerto ósseo afectam a formação de novo osso no local do defeito de várias formas. O material pode induzir a formação óssea através de sinalização celular ou através da transferência de células osteocompetentes, ou pode simplesmente fornecer um andaime e ter uma função de manutenção do espaço para que o hospedeiro desenvolva novo osso. Assim, os materiais de enxerto podem ser classificados de acordo com a sua função e interação com o hospedeiro. Um enxerto que transfere células osteocompetentes que iniciam o processo de formação óssea é designado por enxerto osteogénico. O novo osso no local é formado a partir das células transferidas no enxerto e não apenas a partir das células osteocompetentes no local do defeito. O único enxerto osteogénico é um enxerto de osso autógeno. Um enxerto que estimula as células estaminais mesenquimais do hospedeiro a diferenciarem-se e a iniciarem a formação óssea é designado por enxerto osteoindutor. Este processo ocorre através da transferência de proteínas no enxerto, que iniciam uma cascata de sinalização para que o hospedeiro forme osso. Um enxerto que simplesmente fornece um suporte para o hospedeiro criar novo osso e não tem qualquer influência biológica no hospedeiro é um enxerto osteocondutor. Não existem proteínas ou células presentes no material do enxerto para afetar o hospedeiro e influenciar a formação óssea.[29]

Os materiais de enxerto ósseo podem ser divididos genericamente em autoenxerto, aloenxerto, xenoenxerto, materiais sintéticos e combinações destes. O auto-enxerto (enxerto autógeno) refere-se ao tecido ósseo colhido e implantado no mesmo indivíduo. As preparações de auto-enxerto incluem medula óssea aspirada, osso esponjoso ou cortical, ou enxertos vascularizados. Os auto-enxertos ósseos vascularizados e o enxerto esponjoso inseridos num local saudável do hospedeiro podem ser simultaneamente osteogénicos (devido às células viáveis), osteoindutores (devido às proteínas da matriz) e osteocondutores (devido à matriz óssea). Embora apenas uma pequena fração das células transplantadas em segmentos desvascularizados de osso de auto-enxerto sobrevivam, podem contribuir para uma melhor resposta de cicatrização.[30]

Um aloenxerto é definido como um tecido que foi colhido de um indivíduo e implantado noutro indivíduo da mesma espécie. Neste contexto, é de esperar que o hospedeiro desencadeie uma reação imunitária contra as células de um aloenxerto fresco, pelo que as preparações de aloenxertos ósseos humanos são limpas e processadas para remover as células e reduzir a reação imunitária do hospedeiro. A remoção de resíduos celulares também reduz o risco de transplante de partículas virais, que podem ser intracelulares. Os aloenxertos podem ser classificados com base na anatomia do enxerto, nos métodos de processamento e esterilização e nas propriedades de manuseamento. Na ausência de células viáveis, os aloenxertos não apresentam as propriedades osteogénicas de um autoenxerto viável. A extensão das propriedades osteoindutoras e osteocondutoras e a resistência mecânica do aloenxerto variam, em parte, consoante os métodos de processamento do enxerto.[30]

O xenoenxerto é tecido ósseo colhido de uma espécie e implantado numa espécie diferente. Uma resposta imunitária vigorosa impede a utilização da maioria das preparações de xenoenxertos. O osso de xenoenxerto desproteinado e desengordurado (osso de Kiel ou osso de Oswestry) apresenta uma resposta imunitária reduzida, mas este processo também destrói as proteínas da matriz osteoindutora. Um estudo relatou osteogénese em animais e humanos quando o osso de xenoenxerto processado foi suplementado com osso autólogo, mas os materiais de aloenxerto humano são considerados mais eficazes e mais amplamente disponíveis neste momento. O colagénio bovino processado derivado de osso ou pele parece ser biocompatível e é um componente de várias preparações de enxertos ósseos em evolução. O colagénio é um material de substrato flexível, que pode ser preparado como um pó de gel, esponja, papel ou malha de feltro, dependendo dos métodos de preparação e reticulação.[30]

Os materiais sintéticos alargaram consideravelmente as ferramentas disponíveis para o enxerto ósseo. Vários factores de crescimento proteico extraídos ou sintetizados e moléculas de adesão e materiais osteocondutores sintéticos estão a ficar disponíveis para utilização em cirurgia ortopédica. Estes materiais variam muito em termos de osteocondutividade e osteoindutividade, bem como em termos de resistência mecânica, propriedades de manuseamento e custo.[30]

Materiais de enxerto ósseo classificados por composição[30]

A. <u>Auto-enxerto</u>

1. Aspirado de medula óssea ou células osteogénicas processadas
2. Osso esponjoso
3. Osso cortical não vascularizado
4. Osso vascularizado

B. <u>Aloenxerto</u>

1. Anatomia do enxerto
a) Cortical
b) Esponjoso
c) Osteocondral
2. Processamento de enxertos

a) Fresco
b) Congelado
c) Liofilizado
d) Desmineralizado
3. Esterilização de enxertos
a) Processado de forma estéril
b) Irradiado
c) Óxido de etileno
4. Propriedades de manuseamento (produto embalado)
a) Pó
b) Partículas
c) Gel
d) Pasta ou massa de vidraceiro
e) Batatas fritas
f) Tiras ou blocos
g) Enorme

C. Materiais sintéticos para o esqueleto

a) Blocos ou grânulos osteocondutores
b) Cimentos osteocondutores
c) Proteínas osteoindutoras
d) Compósitos

ENXERTOS ÓSSEOS AUTÓGENOS
ENXERTOS ÓSSEOS LIVRES NÃO VASCULARIZADOS

crista ilíaca

A crista ilíaca é um dos locais de doação mais comuns para enxertos ósseos, tanto vascularizados como não vascularizados. Grandes segmentos de osso cortical, cortico-esponjoso ou esponjoso podem ser rapidamente obtidos para defeitos de diferentes tamanhos. Além disso, o tempo de operação pode ser poupado, uma vez que pode ser colhido por uma segunda equipa de cirurgiões. Um enxerto de crista ilíaca de espessura total teria duas corticais espessas com uma grande quantidade de osso trabecular entre elas e pode assemelhar-se muito à espessura e altura do osso mandibular. O enxerto apresenta uma sobrevivência razoável a longo prazo, sendo possível a reabilitação com implantes dentários osseointegrados. Os defeitos mandibulares podem ser preenchidos com osso ilíaco não vascularizado com uma taxa de sucesso de 70%. O enxerto pode ser implantado sob a forma de blocos corticocanelares ou osso esponjoso particulado transportado dentro de uma bandeja de malha de titânio ou de um berço de osso da costela aloplástico. No entanto, a taxa de sucesso da união diminui drasticamente quando o defeito é maior do que 6 cm. O enxerto da crista ilíaca posterior também pode ser utilizado para a reconstrução craniofacial. No entanto, o paciente tem de ser inclinado para a posição prona, o que elimina a vantagem de uma abordagem simultânea de duas equipas. A taxa de morbidade no local doador para enxertos de crista ilíaca anterior é de cerca de 23%, e muito menor para a crista ilíaca posterior.[31] As complicações incluem dor pós-operatória, fracturas ilíacas ou acetabulares ou instabilidade, hematoma persistente, herniação do conteúdo abdominal, lesão vascular, lesão do nervo cutâneo femoral lateral e defeitos de contorno inestéticos ao longo da crista ilíaca. A maioria dos doentes que sofreram fracturas após a colheita tinha mais de 50 anos e estava na pós-menopausa, o que implica que estão em risco, provavelmente devido ao facto de terem mais osso osteopénico.[32]

Enxerto calvarial

Este é um dos enxertos de osso cortical mais populares na reconstrução craniofacial, principalmente pelas suas propriedades mecânicas e taxa de reabsorção muito lenta. Isto torna-o ideal para o aumento facial, reconstrução do teto e pavimento orbitais e cobertura de defeitos cranianos. Normalmente, apenas o córtex externo é utilizado, embora um enxerto de espessura total possa ser retirado e dividido em dois enxertos. o crânio continua a crescer até aos 8 anos de idade, continua a engrossar até aos 20 anos e é mais espesso na região parietal. Esta zona pode fornecer 8x10 cm de osso e é considerada a mais segura para a colheita. A região temporoparietal fornece um osso mais curvo, que seria mais adequado para a reconstrução orbital ou malar

Os enxertos rectos podem ser colhidos mais posteriormente (ou seja, na região occipitoparietal). Em qualquer caso, o osso é normalmente colhido como

tiras estreitas (5 a 6 cm de comprimento e 1,5 a 2 cm de largura) para evitar a fratura do enxerto durante a colheita. Em seguida, várias tiras podem ser fixadas em conjunto e utilizadas como um enxerto.

O osso calvarial pode ser colhido a três níveis: córtex externo de espessura parcial, córtex externo de espessura total e bicortical. O córtex externo de espessura parcial pode ser colhido utilizando um osteótomo muito afiado para enrolar uma folha de osso cortical da placa cortical externa. Esta técnica pode ser utilizada em crianças entre os 4 e os 8 anos de idade e pode produzir osso suficiente para preencher um pequeno defeito.

Em adultos, o córtex externo de espessura total pode ser colhido com segurança e é, portanto, o enxerto calvarial mais utilizado. Se já tiver sido efectuada uma craniotomia, o córtex interno pode ser retirado do retalho ósseo e utilizado na reconstrução, deixando o córtex externo para ser recolocado na sua posição original. Esta técnica mantém o contorno da calvária. Se forem necessárias grandes quantidades de osso, podem ser colhidos enxertos bicorticais, seguidos de uma divisão das duas corticais para duplicar a superfície do enxerto. No entanto, as complicações deste tipo de enxerto são as mais frequentes.

As complicações dos enxertos calvares incluem a deformidade da superfície no local doador e/ou recetor e a fratura do enxerto durante a colheita. Menos frequentemente, pode ocorrer exposição ou laceração da dura-máter. Se a dura-máter for lesada, a laceração deve ser totalmente exposta, expandindo o defeito ósseo com um rongeur, e remendada com uma fáscia temporal ou, mais recentemente, um enxerto sintético. A hemorragia intracraniana após a extração do osso calvarial foi relatada, mas é extremamente rara.[32]

Enxerto esponjoso da tíbia

Os enxertos de osso esponjoso colhidos da tíbia proximal são utilizados na cirurgia oral e maxilofacial para preencher o espaço da osteotomia na cirurgia ortognática, enxerto ósseo da fenda alveolar, aumento do rebordo alveolar, enxerto do seio maxilar e outras reconstruções maxilomandibulares

Quantidades iguais de material de enxerto ósseo podem ser obtidas a partir dos aspectos medial e lateral da tíbia proximal. A abordagem lateral tem vantagens sobre a abordagem medial porque o tubérculo de Gerdy é um marco anatómico proeminente para realizar uma incisão cutânea segura que evita o músculo tibial anterior e os vasos e nervos locais. A abordagem lateral também apresenta um ângulo de instrumentação manual mais pequeno, necessário para aceder a quase toda a área acessível do planalto tibial. Assim, são despendidos menos esforço e tempo. Há também quem prefira a abordagem medial, uma vez que esta oferece um plano ósseo facilmente palpável e evita potenciais lesões de estruturas importantes, como o descolamento do músculo tibial anterior e o traumatismo da artéria recorrente tibial anterior, o que diminui o trauma cirúrgico.[33]

Costela

Um enxerto de costela livre foi um dos primeiros enxertos ósseos autógenos para reconstruir a continuidade de uma mandíbula. Devido à quantidade insuficiente de osso e à reabsorção imprevisível, o enxerto de costela livre não está atualmente entre os enxertos ósseos de eleição para a reconstrução da mandíbula em adultos. Os enxertos de costela livre podem ser colhidos em espessura total ou dividida e como enxertos costocondrais compostos. Hoje em dia, raramente vemos uma indicação para um enxerto de costela de espessura total ou dividida, enquanto os enxertos costocondrais são usados para a reconstrução do ramo ascendente em crianças e para o processo condilar em adultos. Um segmento de costela é colhido através de uma incisão ligeiramente curvada na parede torácica anterior do lado direito. Normalmente, é retirada a quinta, sexta ou sétima costela e, em casos especiais, também mais do que uma costela. A incisão é efectuada através da pele e do tecido subcutâneo e através dos músculos ligados à superfície anterior da costela. Depois disso, o periósteo é removido e as osteotomias são efectuadas com uma serra ou um cortador de costelas especial. Deve ter-se o cuidado de não danificar a pleura. Se ocorrer uma laceração da pleura, o defeito deve ser suturado e deve ser efectuada uma radiografia de controlo após a operação, uma vez que pode ocorrer um pneumotórax. Outra complicação possível é o desenvolvimento de pleurite e assimetria facial devido ao crescimento excessivo do enxerto. O lado esquerdo da parede torácica deve ser evitado para impedir a penetração do pericárdio. Após a colheita de um enxerto de costela, os doentes queixam-se frequentemente de dores incómodas associadas a movimentos da parede torácica durante a respiração.[34]

Enxerto de queixo

Até 3 cm de osso cortical e corticocancelo podem ser raspados do osso do queixo através de uma abordagem intra-oral. Isto pode ser suficiente para pequenos defeitos, tais como fendas palatinas e defeitos de osteotomia ortognática. Devido à sua lenta reabsorção, pode ser utilizado como um enxerto onlay para aumento facial.

Enxerto retromolar

Um pequeno bloco de osso cortical ou corticocelular pode ser retirado da área atrás do terceiro molar. Este enxerto tem as mesmas indicações que os enxertos de queixo; no entanto, a quantidade de osso disponível é muito menor

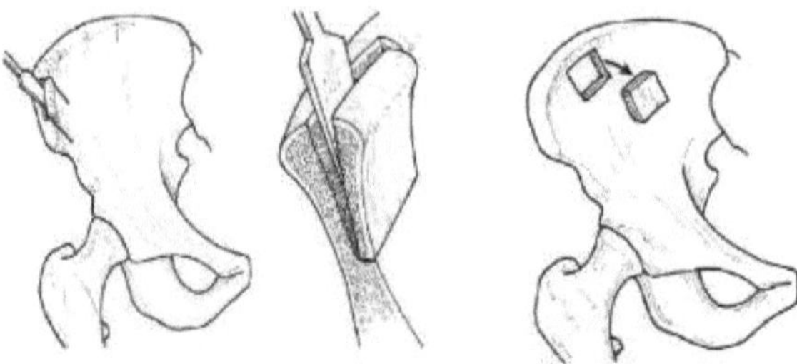

Fig. 14. Enxerto ósseo da crista ileal[32]

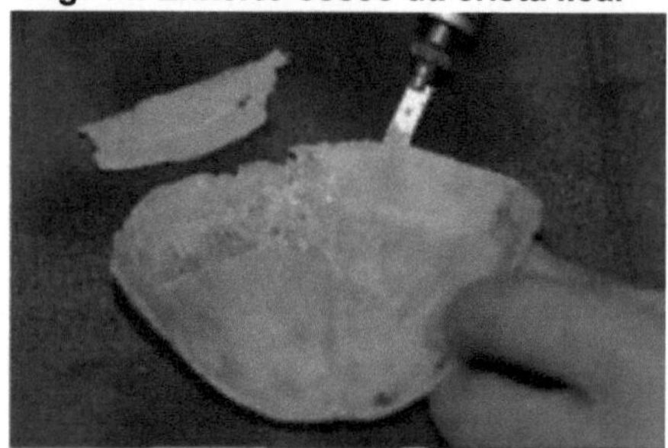

Fig. 15. Enxerto de osso calvarial[32]

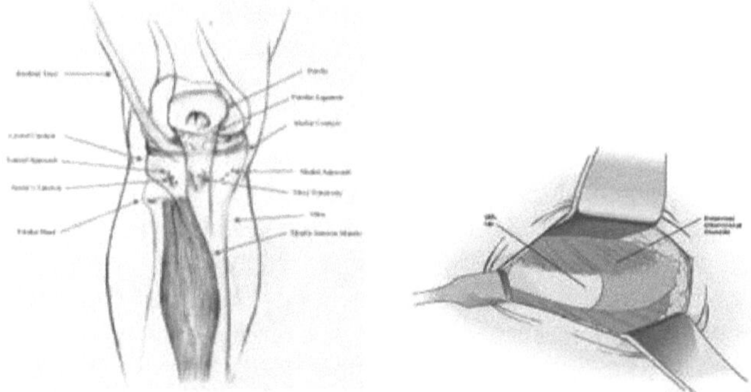

Fig. 16. Local para enxerto de osso tibial32 **Fig. 17. Enxerto de costela** livre34

ENXERTOS ÓSSEOS PEDICULADOS REGIONAIS

Enxertos ósseos pediculados Em contraste com os enxertos ósseos livres, os enxertos ósseos pediculados permanecem ligados ao local do dador por um pedículo vascular ou por tecidos moles anexados. Para tal, é necessário que as zonas dadora e recetora estejam localizadas perto uma da outra.[34]

Enxertos de costelas pediculadas

Os enxertos de costela vascularizados podem ser colhidos em conjunto com um retalho do músculo peitoral maior (pedículo vascular: vasos toracoacromiais superiores) e em combinação com um retalho do músculo grande dorsal (pedículo vascular: ramos dos vasos toracodorsais para o músculo serrátil anterior e a parede torácica anterior). Ambos os tipos de retalhos musculocutâneos-osteocutâneos combinados têm sido utilizados para a reconstrução simultânea de grandes defeitos de tecidos moles em combinação com defeitos de continuidade da mandíbula. Devido ao alcance limitado destes retalhos, a sua indicação limita-se principalmente a defeitos de tecido no terço inferior da face e no pescoço com defeitos acompanhantes da mandíbula. Atualmente, os enxertos de costela pediculados juntamente com retalhos de tecidos moles do músculo peitoral maior ou do músculo grande dorsal não são os enxertos de primeira escolha, especialmente para a reconstrução da mandíbula, porque a perfusão da costela é imprevisível e os enxertos de costela pediculados são frequentemente perdidos devido a infeção ou parcialmente perdidos devido a reabsorção. Para além disso, uma costela normalmente não dá volume suficiente para uma reconstrução funcional da mandíbula. A colocação de implantes dentários é virtualmente impossível. As indicações actuais para os retalhos pediculados combinados limitam-se a problemas especiais de reconstrução, que consistem principalmente em grandes defeitos de tecidos moles em doentes que foram submetidos a operações de cancro radical no terço inferior da face e no pescoço com terapia de irradiação total.[34]

Clavícula pediculada

Os retalhos do músculo esternocleidomastóideo (ECM) têm sido muito estudados, mas pouco utilizados. Vários relatos sugerem a possibilidade de transferência do periósteo clavicular e de segmentos ósseos da própria clavícula. O segmento ósseo pode ser de espessura parcial ou total e pode ser utilizado na reconstrução de pequenos defeitos ósseos mandibulares.[5]

A técnica preserva o fornecimento neurovascular do músculo ECM, permitindo assim a sua utilização na reconstrução facial dinâmica. Isto é particularmente vantajoso nos casos em que se pretende restaurar os músculos faciais, a competência do lábio inferior, a mastigação ou os movimentos da língua.

No entanto, a preservação do músculo ECM suscita alguma preocupação em casos oncológicos devido à possibilidade de envolvimento dos gânglios linfáticos cervicais. Além disso, o defeito de contorno inestético na zona doadora e na parte inferior do pescoço é outra desvantagem deste retalho.[5]

Osso temporal pediculado

O retalho temporal é um dos primeiros retalhos musculares descritos. Ao longo dos anos, tornou-se uma das principais técnicas para a reconstrução de músculos faciais paralisados e defeitos de espessura total do terço médio da face. O osso temporal parcial ou de espessura total pode ser levantado com o retalho muscular. Pode ser utilizado para reconstruir defeitos maxilares, palatinos, do rebordo orbital, do pavimento orbital ou do ramo mandibular ascendente. Também pode ser usado como um enxerto onlay para aumento facial. No entanto, foi relatada morbidade significativa no local doador quando o osso calvarial é transportado com o retalho. Estas incluem a limitação da abertura da boca, que pode ser permanente, para além das complicações mencionadas dos enxertos calvares.[5]

ENXERTOS ÓSSEOS VASCULARIZADOS

Retalhos ósseos microvasculares e compósitos Os retalhos ósseos microvasculares são sempre enxertos compostos de tecidos duros e moles combinados, com osso, periósteo e músculos ligados, os chamados retalhos osteomusculares. Estes retalhos compostos podem ser colhidos de várias áreas dadoras; os mais frequentemente utilizados na cirurgia óssea reconstrutiva craniomaxilofacial são os retalhos da crista ilíaca, da escápula, da fíbula e do antebraço. Os enxertos ósseos compostos com uma ilha de pele são denominados retalhos osteomusculocutâneos. Em contraste com os enxertos livres não vascularizados, os retalhos ósseos microvasculares são nutridos por um pedículo vascular que contém uma artéria fornecedora e pelo menos uma veia drenante, que no local recetor deve estar ligada a uma artéria e a uma ou duas veias acompanhantes. Em condições ideais, um retalho microvascular permanece, portanto, um tecido viável diretamente após o transplante e não necessita de ser revascularizado a partir dos tecidos circundantes. Como consequência importante, quase não se observa reabsorção óssea inicial e perda óssea após o transplante. Um retalho microvascular é, de longe, mais independente das qualidades do tecido no local recetor (formação de cicatrizes, irradiação prévia) do que os enxertos não vascularizados. A possibilidade de transferir tecidos moles juntamente com osso para uma reconstrução combinada de osso e tecidos moles numa só fase tem vantagens na cirurgia de tumores.[34]

Retalhos combinados de osso ilíaco e tecidos moles

Os retalhos ósseos osteomusculares da anca contêm osso ilíaco, periósteo e, pelo menos, uma pequena tira de músculo ilíaco. Também são possíveis ilhas musculares maiores adicionais do músculo oblíquo interno. Ambos os tipos de transplantes podem ser colhidos pediculados na artéria e veia ilíacas circunflexas superficiais (SCIA, SCIV) e também nos vasos ilíacos circunflexos profundos (DCIA, DCIV). O DCIA e o DCIV são os vasos mais fiáveis no que diz respeito ao fornecimento de sangue às várias modificações do retalho ilíaco.

Osso escapular e retalhos combinados

A escápula é um osso de forma triangular com uma porção central muito fina, enquanto os bordos da escápula são compostos por osso mais sólido. O bordo lateral da escápula fornece osso suficiente para efeitos de reconstrução craniomaxilofacial. Pediculados na artéria circunflexa da escápula e frequentemente em duas veias que a acompanham, podem ser colhidos retalhos ósseos com uma espessura de aproximadamente 1,5 cm, uma altura de aproximadamente 3 cm e um comprimento de 10 a 14 cm.[34]

Osso da fíbula e retalhos combinados

O perónio é uma fonte de retalhos de osso longo com uma estrutura óssea compacta. O retalho pode ser colhido com o paciente deitado de costas, de lado ou no abdómen. Uma abordagem de duas equipas em cirurgia reconstrutiva maxilofacial só pode ser conseguida com o doente em posição supina. A perna do doente está fletida na anca e no joelho, com a articulação da anca em rotação para dentro. Nesta posição, o perónio completo pode normalmente ser palpado através da pele, desde a cabeça do perónio até ao maléolo lateral. O vaso que fornece o osso do perónio e o retalho combinado é a artéria peroneal, que raramente é também o fornecimento vascular dominante para o pé. Por conseguinte, antes da extração do retalho, é obrigatória a realização de uma angiografia. O eixo vascular do retalho ósseo situa-se medialmente à fíbula. O próprio osso é nutrido principalmente através de perfurantes para o periósteo medial. Consequentemente, deve evitar-se a remoção do periósteo medial durante a dissecção ou a fixação do retalho.[34]

Retalho osteomuscular-fasciocutâneo do antebraço radial

O retalho fascio-cutâneo distal do antebraço radial parece ser atualmente um dos retalhos mais populares para a reconstrução intra-oral. O retalho fino e maleável é pediculado na artéria radial e nas veias profundas comitantes. Para a drenagem venosa do retalho de tecido mole, as veias subcutâneas do antebraço também são suficientes. A artéria radial e as veias que a acompanham encontram-se numa duplicata da fáscia antebraquial. A partir daí, pequenos vasos ascendem para a pele sobrejacente e outros vasos descem para o músculo braquiorradial. Juntamente com uma parte deste músculo, um segmento do rádio pode ser retirado, transformando assim o tecido mole fasciocutâneo num retalho fasciocutâneo-osteomuscular do antebraço radial. A colheita do retalho composto do antebraço radial tem uma morbilidade bastante significativa no local do dador; foram relatadas fracturas do rádio em até 20% dos casos. O osso disponível é muito pequeno em largura, altura e comprimento. Por conseguinte, o retalho de osso e tecidos moles do antebraço radial não é um retalho de primeira escolha para a reconstrução funcional da mandíbula.[34]

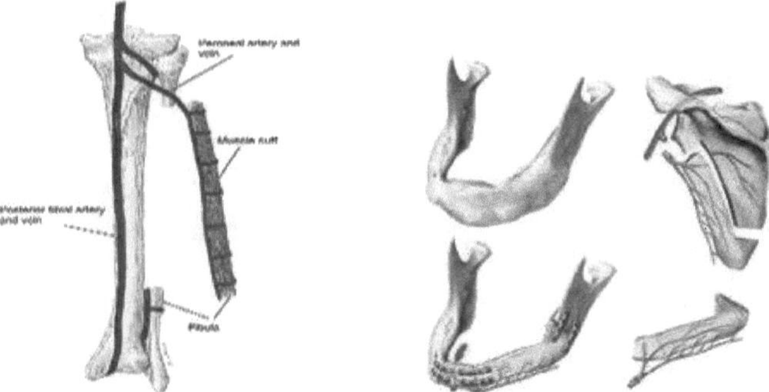

Fig.18 Fíbula vascularizada34 **Fig 19. Escápula** vascularizada33

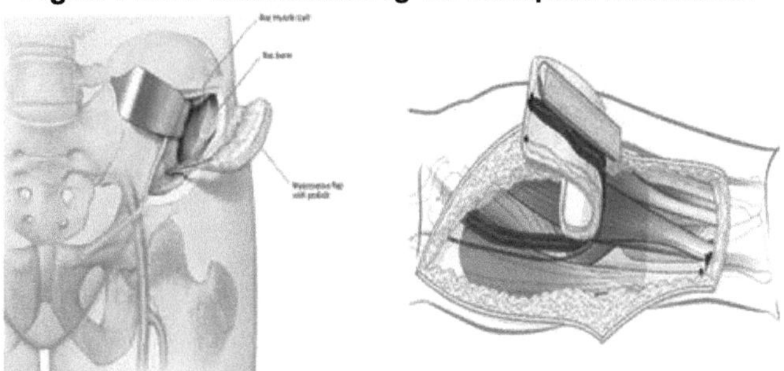

Fig. 20. Osteomiocutâneo ileal Fig 21.Enxerto radial do antebraço33 enxerto33

ENXERTOS ÓSSEOS ALOGÉNICOS

Os aloenxertos são os enxertos que foram colhidos da mesma espécie. Estes materiais de enxerto têm origem em tecido cadavérico e são processados para utilização. Este tipo de enxerto ganhou grande popularidade no domínio médico, tendo a sua utilização aumentado 15 vezes durante o seu crescimento. No ano 2000, representava um terço do material de enxerto utilizado na comunidade médica.[35]

Antes de serem transplantados, os aloenxertos têm de ser preparados através de um processo rigoroso para garantir a segurança do tecido. Muitas vezes, o método de processamento do osso pode alterar as propriedades do osso.

Exemplos de osso processado disponíveis são os tipos de osso *fresco, fresco congelado, liofilizado e desmineralizado*. Quando comparados com o material de enxerto ósseo mineralizado, os enxertos desmineralizados têm a vantagem de serem osteoindutores, para além de osteocondutores. Os factores de crescimento residuais, como a proteína morfogénica óssea (BMP) encontrada no osso alogénico, podem induzir a diferenciação de células mesenquimatosas ósseas vizinhas para se diferenciarem em osteoblastos. O processo de desmineralização remove o fosfato de cálcio e expõe as BMPs inerentes contidas na matriz óssea. Esta proteína tem efeitos que induzem a diferenciação de células progenitoras para se diferenciarem e depositarem osso. A natureza porosa do material facilita o movimento dos osteoblastos e osteoclastos para o material de enxerto e promove a angiogénese.[36]

Existem dois tipos principais de osso alogénico disponíveis: o enxerto ósseo mineralizado e o enxerto ósseo desmineralizado. Os dois materiais diferem no processamento de cada tecido. O enxerto ósseo mineralizado mantém os componentes mineralizados e de colagénio dos materiais. Os enxertos desmineralizados (DBM) foram processados para remover o componente mineralizado e deixar a matriz colagénica para trás.[36]

Uma das principais desvantagens do aloenxerto é o facto de ter um risco, embora mínimo, de transmissão de doenças. Se houver componentes celulares remanescentes no enxerto, existe um risco adicional de o hospedeiro apresentar uma reação imunológica ao material do enxerto. O osso alogénico apresenta-se em diferentes tamanhos de partículas, o que pode influenciar o grau de osteocondutividade do osso enxertado. Na literatura, é amplamente aceite que um tamanho de partícula de 100 a 300 mm tem o maior potencial osteocondutor. Resultados menos previsíveis têm sido observados com o uso de partículas de tamanho grande, de 1000 a 2000 mm, e menores que 1000 mm. Suspeita-se que as partículas com um tamanho inferior a 100 mm provocam uma resposta macrofágica que resulta numa rápida reabsorção do enxerto e na perda do volume ósseo desejado.[36]

Para além das suas propriedades osteocondutoras e osteoindutoras, a DBM tem algum grau de rigidez mecânica, o que a torna útil na reconstrução de grandes defeitos da abóbada craniana após procedimentos de cranioplastia.

A substituição da DBM por novo osso calcificado tem sido inconsistente e, normalmente, demora vários meses, especialmente em defeitos de grandes dimensões.[5]

As desvantagens do aloenxerto incluem a possível transmissão de doenças e a falta de propriedades osteoindutoras.

XENOGRAFIAS

Os xenoenxertos são definidos como um tecido transplantado entre animais de espécies diferentes. Atualmente, os xenoenxertos são colhidos de fontes bovinas ou equinas. Uma vez que os xenoenxertos são provenientes de espécies diferentes, o procedimento de esterilização é mais rigoroso do que o dos enxertos alogénicos. Este facto resulta numa redução das propriedades osteoindutoras do osso. Uma vantagem distintiva deste enxerto ósseo é que está disponível em abundância e o custo do material é muito inferior ao do osso alogénico. A literatura mostra que, para conseguir uma regeneração óssea robusta com xenoenxertos, devem ser utilizadas moléculas de sinalização conjuntas, como as BMP, ou plasma rico em plaquetas. Além disso, os xenoenxertos podem ter fracas propriedades de manuseamento, exigindo a colocação de uma membrana para garantir a estabilidade do enxerto. Os enxertos xenogénicos são processados de uma forma diferente da dos aloenxertos. Os xenoenxertos são processados para remover todos os constituintes orgânicos do material. O material restante é composto apenas por constituintes minerais. Um exemplo de tais processos é a desorganização por temperatura. Este processo queima o componente orgânico do material de enxerto e deixa a subestrutura mineral.[36]

ENXERTOS ÓSSEOS ALOPLÁSTICOS

Os materiais de enxerto aloplástico foram concebidos para melhorar as propriedades de manuseamento e a utilização especializada. Os enxertos ósseos aloplásticos são definidos como materiais de enxerto ou substitutos ósseos fabricados sinteticamente ou derivados de hidroxiapatite (HA) de coral ou alga. Exemplos de materiais aloplásticos incluem o carbonato de cálcio coralino, aloplastos biocerâmicos (fosfato b-tricálcico) e vidro bioativo.[36]

O sucesso do enxerto de materiais de AH depende da área total da superfície que está disponível para interação com o corpo. Os materiais porosos permitem a penetração de osteoblastos e osteoclastos para invadir e permitem espaço para a invasão vascular para incorporar o material no tecido do hospedeiro. A base biológica da razão pela qual o AH à base de coral funciona reside na estrutura macromolecular do material. A estrutura do material é semelhante à estrutura macromolecular do osso. O coral, que é composto por carbonato de cálcio, é processado pelos fabricantes para produzir carbonato de cálcio, que tem uma estrutura semelhante à HA. Os engenheiros desenvolveram mesmo um subtipo de fosfato de cálcio que lhe permite ser mais reabsorvível. Os AH reabsorvíveis foram sintetizados com um tamanho de partícula que permite que os macrófagos do corpo removam as partículas, tornando o material essencialmente reabsorvível. O fosfato de cálcio bifásico é um desses tipos de aloplastos. O material é fabricado a partir de uma combinação de HA e fosfato tricálcico ou de fosfato tricálcico puro. Dependendo do rácio de HA para fosfato tricálcico, o grau de reabsorção do material muda.[36]

Os aloplastos podem ter a capacidade única de permitir a ligação do osso à sua superfície. Os materiais à base de sílica, também conhecidos como vidro bioativo, têm esta propriedade. Bio-gran (Palm Beach, Florida) e PerioGlas (Jacksonville, Florida) são dois exemplos. O osso cria uma ligação química entre a interface do osso e do vidro. A manutenção do tamanho das partículas num intervalo estreito permitiu que os materiais se degradassem o suficiente para permitir que as células acedessem às partículas e criassem novo osso no material. O vidro perde-se através de processos de degradação ao longo do tempo. O sulfato de cálcio foi desenvolvido como material de enchimento para os vazios ósseos. As suas excelentes propriedades de manuseamento tornaram-no útil como aglutinante com outros materiais ou como uma barreira colocada sobre o enxerto ósseo. O consenso atual para o enxerto com materiais aloplásticos é a sua utilização como adjuvante em conjunto com o auto-enxerto ou o aloenxerto.[36]

MECANISMO DE REGENERAÇÃO E CICATRIZAÇÃO ÓSSEA

Os enxertos ósseos de qualquer tipo só podem regenerar o osso através de três mecanismos possíveis: osteogénese direta, osteocondução e osteoindução. Os enxertos podem desenvolver osso através de um, dois ou todos os três mecanismos, em graus variáveis.[37]

Osteogénese direta

A osteogénese direta é a formação de osteoide pelos osteoblastos. A osteogénese pode ocorrer em crianças sem qualquer enxerto e tem sido designada por "osteogénese espontânea". Nestes casos, o osso forma-se a partir do periósteo circundante e do endósteo do osso adjacente. A osteogénese a partir de um enxerto ósseo é frequentemente designada por "osteogénese transplantada". Nestes casos, numerosos osteoblastos endósteos sobreviventes, principalmente da medula esponjosa, devido à sua extensa área de superfície, e células estaminais da medula são as fontes celulares da nova formação óssea. Os enxertos de medula esponjosa autógena são exemplos de osteogénese transplantada direta, que migra através do coágulo sanguíneo da ferida.[37]

Osteocondução

A osteocondução é a formação de novo osso a partir do osso adjacente ou do periósteo através de uma matriz que actua como um suporte. Nestes casos, a matriz deve ligar as moléculas de adesão celular fibrina, fibronectina e vitronectina ou ser constituída pelo próprio colagénio. A cicatrização natural de um alvéolo dentário é um exemplo de osteocondução, tal como um enxerto de aumento do seio maxilar utilizando um material de enxerto inviável.[37]

Osteoindução

A osteoindução é a formação de osso através da transformação bioquímica e da estimulação de células estaminais em células produtoras de osso. A BMP, endógena ou exógena, é o agente indutor de osso mais conhecido.[37]

CICATRIZAÇÃO DE ENXERTOS ÓSSEOS AUTÓGENOS

Enxertos ósseos colhidos no esqueleto craniofacial versus enxertos ósseos colhidos no esqueleto axial - Os maxilares, os ossos faciais e a calvária surgem a partir de células estaminais embrionárias com origem na crista neural. Existe uma noção comum de que os enxertos ósseos semelhantes derivados embriologicamente da calvária têm um melhor desempenho do que os enxertos ósseos provenientes de enxertos ósseos diferentes embriologicamente colhidos de ossos longos. Cirurgiões experientes que realizaram ambos os tipos de enxertos notaram que os enxertos em bloco da calvária para os maxilares apresentam menos reabsorção e perda de volume do que enxertos em bloco semelhantes do ílio ou das costelas. Esta ocorrência pode ser causada pela semelhança das células estaminais residentes em cada osso ou por uma arquitetura semelhante. Também pode ser causada por canais vasculares diplópicos no osso calvarial que evoluíram para ventilar o calor do cérebro humano. Esta teoria concorrente postula que este maior número de canais vasculares contém mais osteoblastos endosteais e células estaminais para a regeneração óssea, promovendo uma revascularização mais precoce. Em qualquer dos casos, o osso calvarial é preferido para enxertos no terço médio da face, na área nasal e nas órbitas e é utilizado para aumentos de cristas maxilares e mandibulares de maiores dimensões, sempre que possível e prático de colher.[37]

Cicatrização e incorporação de enxertos ósseos em bloco não vascularizados.

Os mecanismos de cicatrização e incorporação dos enxertos ósseos autógenos em bloco são universais, independentemente do local doador. No entanto, a velocidade desta cicatrização e a quantidade de formação óssea final variam com o local doador e dependem de vários outros factores. Os factores mais importantes são a quantidade de medula celular transplantada com o enxerto ósseo, a vascularização do leito tecidular e a obtenção da estabilidade do enxerto. Os osteócitos no interior destes enxertos morrem devido ao seu envolvimento numa matriz mineral e à interrupção do seu delicado fornecimento de sangue canalicular. O novo osso é formado por osteogénese, devido à sobrevivência dos osteoblastos endósteos e das células estaminais da medula óssea, que são escassas nos enxertos em bloco, e por osteoindução, devido à libertação de BMP e IGF-1 e -2 à medida que a matriz mineral é reabsorvida e por osteocondução através da estrutura do próprio enxerto. Os enxertos ósseos em bloco formam osso novo, principalmente por osteoindução e osteocondução a partir das margens ósseas adjacentes e muito menos por osteogénese direta a partir de células osteocompetentes sobreviventes. É por esta razão que os enxertos em bloco maiores formam menos osso e sofrem uma redução do seu volume quando utilizados como enxertos onlay. É também por isso que, em defeitos de continuidade mandibular maiores, se observa que os enxertos em bloco mostram regeneração óssea em cada margem de ressecção, que se afunila para o centro, onde um defeito residual pode continuar.[37]

Cicatrização e incorporação de enxertos em bloco vascularizados

Os enxertos em bloco num pedículo vascular, como uma fíbula microvascular livre, transferem osso maduro pré-formado. Neste caso, o composto de osteócitos maduros, periósteo e matriz mineral pode ser transferido num estado viável. Conceptualmente, este parece ser o enxerto ideal e é aceite por muitos cirurgiões que não estão tão familiarizados com a morfologia dos maxilares, a função e a necessidade de usar próteses como os cirurgiões orais e maxilofaciais. O problema com esse osso pré-formado é mais prático do que biológico. Ou seja, o perónio é demasiado pequeno e demasiado direito para ser uma reconstrução adequada do maxilar, particularmente para a mandíbula. Um perónio tem apenas 10 a 12 mm de altura, o que corresponde ao tamanho do dedo indicador de cada pessoa. Colocada ao lado de uma mandíbula, a discrepância de tamanho torna-se facilmente visível. Para curvar um osso cortical tão reto e frágil em torno da forma de arco da mandíbula, também são necessárias duas osteotomias. A cicatrização deste tipo de enxerto no osso hospedeiro é idêntica à cicatrização da fratura, que se processa através da proliferação de osteoblastos endósteos e osteoblastos periosteais através da fibrina e fibronectina do coágulo sanguíneo entre as extremidades ósseas. Este processo inicia-se com a desgranulação das plaquetas, que provocam a migração, a diferenciação e a estimulação para formar um calo ósseo. O calo inicial interno e externo consiste inicialmente em osteoide que une o enxerto ao osso hospedeiro e, em seguida, sofre uma reabsorção gradual e substituição por osso novo, que remodela o calo numa união óssea madura.[37]

Cicatrização de enxerto de medula celular esponjosa autógena

Os enxertos autógenos de medula celular esponjosa são os enxertos mais comuns utilizados pelos cirurgiões orais e maxilofaciais e representam o resultado mais previsível. O seu valor reside no transplante de mais osteoblastos endósteos e células estaminais da medula óssea (células osteocompetentes) do que qualquer outro enxerto. O seu mecanismo de cicatrização, quer seja utilizado numa fenda alveolar maxilar, num aumento do seio maxilar ou num defeito de continuidade da mandíbula, é o mesmo. Ele começa com a sobrevivência inicial das células osteocompetentes transplantadas. Estas células estão abertas ao ambiente local e sobrevivem por difusão de oxigénio e nutrientes (circulação plasmática) até que o enxerto seja revascularizado por crescimento capilar. Os osteócitos maduros não sobrevivem ao transplante. A sua matriz mineral é reabsorvida mais tarde, quando a revascularização permite a entrada de osteoclastos na área. Na primeira semana de um enxerto de medula celular esponjosa, as plaquetas regulam a regeneração óssea através da sua degranulação e secreção de sete factores de crescimento: os três isómeros do fator de crescimento derivado das plaquetas (PDGFaa, PDGFbb, PDGFab), o fator de crescimento transformador beta 1 e 2, o fator de crescimento endotelial vascular e o fator de crescimento epitelial.[37]

Estes factores de crescimento são quimiotácticos, mitogénicos e angiogénicos. Logo ao terceiro dia, observa-se a penetração de capilares no enxerto e a proliferação de células osteocompetentes. Ao sétimo dia, as plaquetas estão esgotadas e pouco mais contribuem para a cicatrização, mas são substituídas pelo macrófago, que foi atraído para o enxerto pelo seu estado hipóxico inicial e pela quimio-atração provocada pelos efeitos das plaquetas. O macrófago continua a segregar os mesmos factores de crescimento ou outros semelhantes até que o enxerto esteja totalmente revascularizado, o que ocorre entre 14 e 21 dias. Uma vez iniciada a revascularização do enxerto, especialmente quando esta está completa, o oxigénio e os nutrientes que esta proporciona permitem que as células osteocompetentes sintetizem e segreguem osteoide. Este processo inicia-se aproximadamente às 2 semanas e continua até cerca de 6 a 8 semanas. Uma vez que esta revascularização ocorre, os osteoclastos chegam da circulação e reabsorvem a matriz mineral original e libertam BMP e IGF-1 e -2, o que inicia a maturação do enxerto. À medida que o osteoide é reabsorvido e novos osteoblastos são induzidos, o novo osso em formação está a funcionar. O novo osso é formado de acordo com esta função e tende a ser menos celular e mais mineral e contém uma arquitetura lamelar. Este processo continua aproximadamente a partir da sexta semana ao longo da vida do enxerto, mas está 90% maduro aos 6 meses. As primeiras 2 semanas de um enxerto de medula celular esponjosa envolvem a secreção de citocinas e uma intensa proliferação celular. O período entre a 2ª e a 8ª semana envolve a formação de osteoide. O período após as 8 semanas é um período de reabsorção de nova aposição óssea, remodelando para um osso maduro mais mineralizado. A relevância clínica deste mecanismo de cicatrização de cada tipo de enxerto está relacionada com a escolha geral e a expetativa do enxerto. [37]

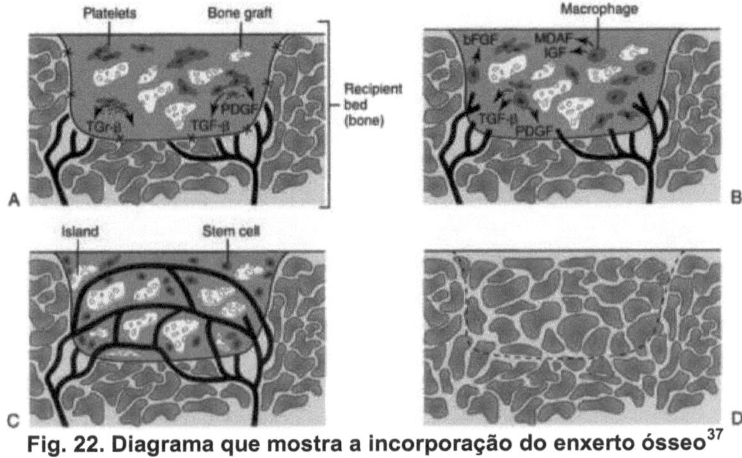

Fig. 22. Diagrama que mostra a incorporação do enxerto ósseo[37]

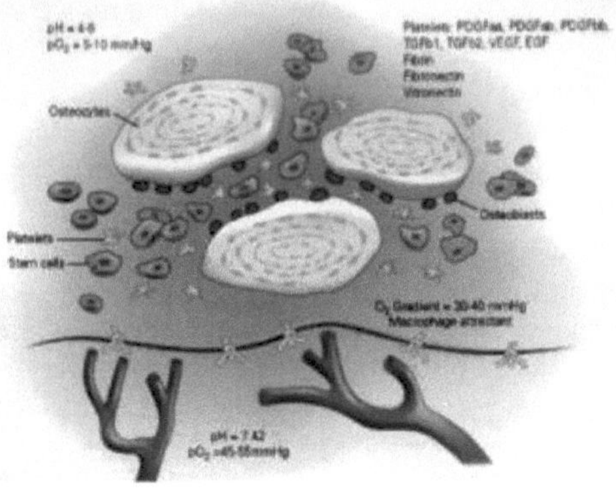

Fig. 23. Eventos celulares que ocorrem na cicatrização do enxerto de osso esponjoso[37]

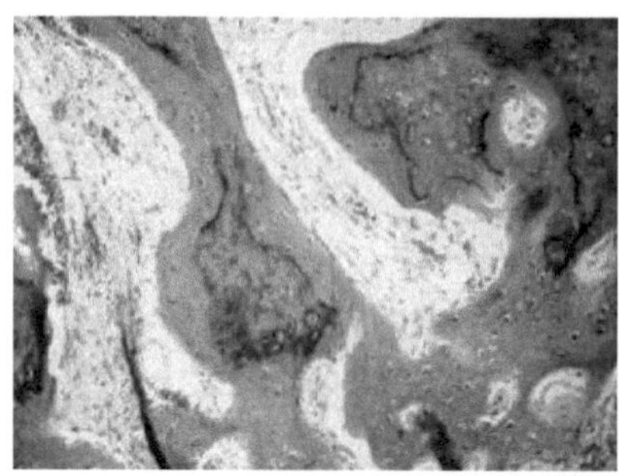

Fig. 24. Formação de osteoide após incorporação de enxerto esponjoso[37]

ENXERTOS DE CARTILAGEM

Os enxertos de cartilagem podem ser utilizados na reconstrução de depressões frontais, nasais, maxilares e do queixo. Funcionam melhor como um enxerto onlay, preenchendo um defeito no osso subjacente, mas são frequentemente utilizados como suporte para melhorar a projeção nasal.A cartilagem pode ser esculpida à mão livre para obter a forma adequada e, se necessário, podem ser suturados pequenos pedaços de cartilagem para formar uma peça maior. A cartilagem também pode ser cortada em cubos e colocada num defeito, se desejado. Não necessita de uma utilização funcional para manter o seu volume, nem de um leito vascular para sobreviver, mas é nutrida por fluidos do leito tecidular e a taxa de absorção pós-implantação da cartilagem é inferior à do osso. A cartilagem tem duas grandes desvantagens em comparação com o osso; grandes pedaços de cartilagem deformam-se frequentemente, independentemente do cuidado com que são esculpidos para igualar as tensões e deformações, e a cartilagem não consegue suportar o peso ou a tensão que o osso consegue suportar. Os enxertos de cartilagem não são um bom material de substituição mandibular devido a esta falta de resistência.[38]

ENXERTOS DE CARTILAGEM VIÁVEIS

Nos enxertos de cartilagem viáveis, os condrócitos estão vivos no momento do transplante. Clinicamente, estão disponíveis duas fontes de cartilagem viva: a autógena e a homógena; os enxertos heterógenos não são atualmente utilizados.

ENXERTOS CARTILAGÍNEOS AUTÓGENOS

As fontes habituais de enxertos autógenos são o septo nasal, a cartilagem costal ou o pavilhão auricular. O septo nasal e o pavilhão auricular doam cartilagem com uma morbilidade mínima, mas a obtenção de cartilagem costal, tal como acontece com a costela, pode produzir uma morbilidade significativa: dor pleurítica, pneumonia, pneumotórax, infeção e hematoma, todos ocorreram e devem ser previstos. Os enxertos autógenos viáveis têm a taxa de absorção mais elevada de todos os enxertos de cartilagem, com a menor reabsorção e reação. Antes da implantação, deve ser preparado um leito recetor adequado e é essencial uma cobertura completa do enxerto.[38]

ENXERTOS HOMOGÉNEOS

Em determinadas situações é possível a utilização de cartilagem homogénea viável. Por exemplo, na reparação da deformidade da sela nasal após uma ressecção submucosa radical, pode não estar disponível cartilagem septal autógena. O cirurgião pode programar uma ressecção submucosa para proceder imediatamente a este tipo de caso.

Se a antigenicidade da cartilagem do homoenxerto for baixa, o implante sobreviverá como um enxerto viável; se for alta, haverá rejeição do homoenxerto com absorção total ou parcial a total.

Estes enxertos comportam-se clinicamente como implantes de cartilagem de homoenxertos preservados não viáveis e, uma vez que estes últimos podem ser armazenados e facilmente disponibilizados através de um banco, os homoenxertos não viáveis armazenados são preferidos aos homoenxertos viáveis.[38]

ENXERTOS DE CARTILAGEM INVIÁVEIS

AUTOGÉNEO - Um enxerto autógeno viável pode ser tornado inviável através de várias técnicas: congelação, secagem, autoclavagem, fervura ou tratamento com anti-sépticos como o álcool ou o mertiolato.[38]

HOMOGÉNEO - Baseado na preparação e armazenamento de enxertos homogéneos não viáveis, estes enxertos podem ser armazenados em bancos de cartilagem para necessidades futuras:

1. Preservação do enxerto numa solução coberta de uma parte de Merthiolate aquoso (1:1000) para quatro partes de solução salina normal estéril. A solução deve cobrir toda a cartilagem em pelo menos 1 polegada e é mantida no refrigerador, mas não congelada.Antes da implantação, o enxerto é lavado com soro fisiológico estéril para remover a solução de cobertura. A conservação prolongada torna o enxerto mais flexível e, ao fim de duas semanas, observam-se pequenos vazios ao microscópio.

2. Colocação do enxerto em álcool a 70 % num recipiente fechado e conservação no refrigerador.

3. Obtenção da cartilagem com técnica estéril, secagem, congelação imediata e conservação congelada.

A cartilagem armazenada por qualquer um dos três métodos fornece resultados equivalentes.[38]

Os homoenxertos de cartilagem preservada produzem uma maior reação inicial de corpo estranho do que os autoenxertos viáveis, mas são geralmente bem tolerados; a extrusão é rara. Quando examinados anos após o transplante, mostram uma absorção progressiva devido à invasão de tecido fibroso que ocorre a um ritmo muito lento mas constante. Não ocorre formação de nova cartilagem. E os condrócitos não regressam. Pensa-se que a natureza protetora da matriz da cartilagem é uma razão para a aceitação a longo prazo de enxertos de cartilagem homogénea, uma vez que impede o rápido crescimento de vasos sanguíneos que trazem anticorpos do hospedeiro.[38]

ENXERTOS HETEROGÉNEOS

Os enxertos de cartilagem heterogénea não viável, como a cartilagem bovina, têm sido utilizados em seres humanos. A taxa de reabsorção é definitivamente superior à da cartilagem humana e, atualmente, a sua utilização não tem lugar na prática clínica.[38]

CAPÍTULO 4

DEFORMIDADES NASAIS PÓS-TRAUMÁTICAS

O nariz é frequentemente traumatizado em lesões faciais provocadas por acidentes de viação, lesões desportivas e outros episódios traumáticos. Consequentemente, a deformidade nasal pós-traumática é uma das razões mais comuns pelas quais os doentes procuram a consulta de um cirurgião. Dependendo do tipo de deformidade nasal, esta pode resultar em incapacidade funcional e problemas estéticos. Dois problemas difíceis de resolver no nariz pós-traumático incluem a *deformidade do nariz torto* e a *deformidade do nariz em sela*.[39]

As deformidades nasais traumáticas são uma entidade distinta das malformações do desenvolvimento e conduzem frequentemente a queixas funcionais e estéticas. Estes doentes apresentam normalmente preocupações estéticas mais visíveis e significativas, obstrução nasal e uma maior incidência de assimetria. A sua gestão é ainda mais complicada pela presença de cartilagem septal fracturada ou significativamente deformada. A deformidade final dependerá não só da idade em que ocorreu, mas também do mecanismo, da gravidade e da direção do trauma original.[40]

Momento e indicação para a intervenção

Uma consideração fundamental no tratamento do paciente com uma lesão nasal é determinar quando e como intervir. É um dogma de longa data e um ponto de ensino na residência que as lesões nasais devem ser tratadas de forma aguda com uma redução fechada. Muitas vezes, recomenda-se que isso seja feito dentro de 7 dias. Se isso falhar ou se o paciente estiver fora da janela de 1 semana, então recomenda-se a realização de septorrinoplastia numa data posterior, variando de 3 meses a 1 ano, dependendo do profissional individual e da sua formação.[41]

NARIZ TORTO

O termo "nariz torto" refere-se a uma série de deformidades e não a uma única. Enquanto que alguns elementos da deformidade são comuns a todos os narizes "torcidos/cortados", outros são exclusivos de um caso particular. Por conseguinte, não se deve partir do princípio de que a correção pode ser realizada utilizando uma técnica cirúrgica ou um conjunto de passos cirúrgicos e que estes podem ser aplicados universalmente. A avaliação e a análise cuidadosas da anatomia são, por conseguinte, de importância fundamental para compreender a deformidade do doente. É importante reconhecer que o nariz torcido é frequentemente uma deformidade complexa que envolve múltiplos componentes. Estes incluem:

* Esqueleto nasal (osso e cartilagem)
* Pele e tecidos moles
* Revestimento das mucosas.[42]

A assimetria do terço superior do nariz resulta de fracturas dos ossos nasais com ou sem fratura do septo ósseo. Como as deflexões da pirâmide óssea podem ser muito variáveis, é importante determinar o local das fracturas dos ossos nasais, o contorno dos ossos nasais e o envolvimento do septo ósseo. As fracturas da pirâmide óssea são frequentemente acompanhadas por um desvio do terço médio do nariz. O desvio para um dos lados em resultado de fracturas da pirâmide óssea causa frequentemente o desvio do septo cartilaginoso para o mesmo lado superiormente, resultando numa deformidade em forma de "C". A deformidade da abóbada média pode ser observada sem anormalidade da pirâmide óssea. O envolvimento isolado do septo cartilaginoso resultará num desvio inferior aos ossos nasais. Se o traumatismo resultar na rutura das fixações da cartilagem lateral superior ao septo dorsal ou ao osso nasal caudal, a depressão da abóbada média desse lado ocorrerá com o tempo. Se as fixações das cartilagens laterais superiores aos ossos nasais na área do keystone forem rompidas bilateralmente, as cartilagens laterais superiores podem ficar deprimidas com o tempo, resultando na visibilidade externa do aspeto caudal dos ossos nasais (deformidade em V invertido ou nariz em sela). Este cenário está frequentemente associado a um desvio septal elevado, que pode ser difícil de reparar. A deformidade pós-traumática do terço inferior do nariz resulta frequentemente da fratura do septo caudal com subsequente desvio da ponta nasal para um dos lados. Além disso, a deslocação traumática do septo caudal da espinha nasal resulta num desvio potencialmente mais grave da ponta. Uma deformidade em forma de "S" resulta do desvio da ponta para um lado com desvio contralateral dos ossos nasais e pode resultar numa irregularidade cosmética significativa e em obstrução nasal.[42]

Em contraste com o nariz com lesão aguda, estes elementos não só estarão *deslocados* como também terão sido *remodelados* após o trauma. Os tecidos podem ter-se atrofiado (nomeadamente os tecidos moles sobrejacentes), ou pode haver um aumento da quantidade de osso ou de tecido cicatricial. Muitas vezes, pode ser necessário tratar tanto questões funcionais como estéticas. É sabido que as expectativas dos doentes são muito importantes e não podem ser antecipadas. A sua motivação para a cirurgia pode ser complexa e deve ser dada especial atenção a quaisquer questões psicológicas. Isto aplica-se não só aos doentes que solicitam uma cirurgia estética para uma deformidade nasal congénita, mas também àqueles que sofreram uma lesão e que podem estar à espera de um regresso total à sua aparência anterior à lesão. Por conseguinte, é importante ter uma boa compreensão da vasta gama de deformidades anatómicas que podem ocorrer secundárias a traumatismos e ser competente numa vasta gama de técnicas cirúrgicas, de modo a corrigir todos os elementos do esqueleto nasal e dos tecidos moles sobrejacentes.[43]

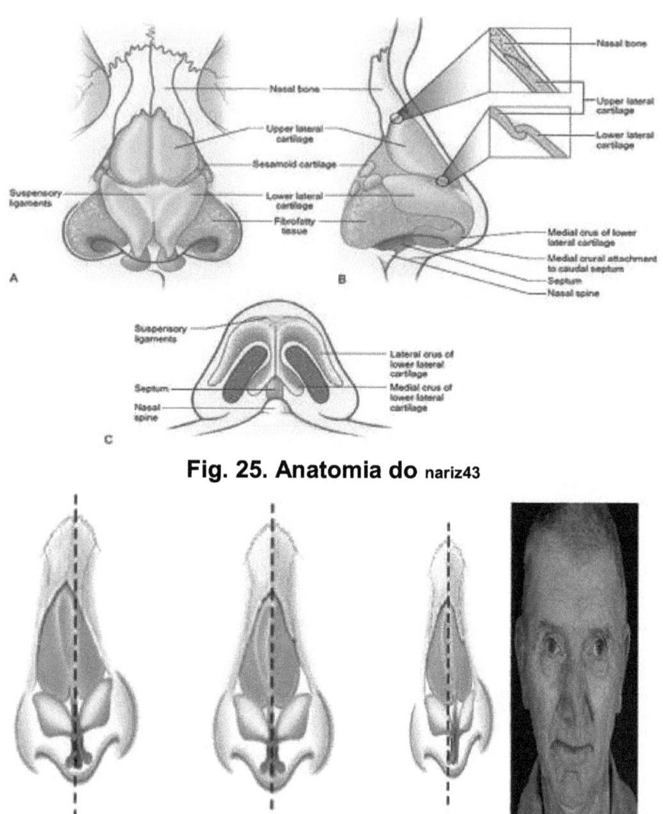

Fig. 25. Anatomia do nariz43

Fig. 26. Deformações do terço superior, médio e inferior do nariz43

O nariz pode frequentemente ser dividido em terços, sendo o terço superior composto por ossos nasais emparelhados e septo ósseo. Os ossos nasais articulam-se com os ossos frontais superiormente, com o processo ascendente da maxila lateralmente, com a cartilagem lateral superior inferiormente e, profundamente, com a placa perpendicular do etmoide. Os ossos nasais são mais espessos superiormente no násio e tornam-se mais finos caudalmente, onde são propensos a fracturas. A assimetria do terço superior do nariz devido a fracturas nasais é frequentemente combinada com um desvio do terço médio. Os desvios da pirâmide óssea não são todos idênticos. É importante delinear (1) o lado aberrante, (2) o contorno dos ossos nasais e (3) o potencial envolvimento do septo ósseo. Os desvios ósseos podem envolver apenas um lado, quando um segmento isolado é deprimido medialmente devido a uma lesão traumática direta. Nessa situação, uma redução nasal fechada para elevar o segmento pode ser instável e isso pode exigir um tamponamento nasal unilateral. Se estiver presente um desvio elevado do septo ósseo, este pode potencialmente impedir os movimentos do osso nasal durante uma redução nasal fechada e impedir uma

46

redução bem sucedida.[39]

O terço médio cartilaginoso é constituído pelas cartilagens laterais superiores que se articulam com os ossos nasais superiormente e pela cartilagem lateral inferior caudalmente na região da rolagem. Profundamente a este, articula-se com o septo cartilaginoso, e um desvio persistente do septo nasal com distorção passiva das cartilagens laterais superiores é uma causa comum de desvio do terço médio. A libertação das ligações fibrosas entre a cartilagem lateral superior e o septo dorsal revelará o septo dorsal desviado e a correção da deformidade da cartilagem lateral superior.[39]

Existem dois casos de abóbada média torcida em que as cartilagens laterais superiores são as principais culpadas, em vez do septo dorsal. A cartilagem lateral superior pode ser desarticulada da sua estrutura de suporte (normalmente o septo dorsal ou, ocasionalmente, os ossos nasais), o que resulta numa depressão gradual da cartilagem lateral superior medialmente. Isto perturba a linha estética da ponta da sobrancelha no lado afetado e dá a ilusão de um nariz torcido. O segundo cenário ocorre em pacientes com deformidades intrínsecas das cartilagens laterais superiores, com

concavidade ou encurvamento da cartilagem lateral superior. Estas terão de ser reparadas diretamente ou camufladas com enxertos de cartilagem. A área da pedra angular é um marco anatómico importante onde se encontram os ossos nasais emparelhados, a cartilagem lateral superior emparelhada, a placa perpendicular do etmoide e a cartilagem quadrangular. A perturbação da área da pedra angular durante um traumatismo resulta em instabilidade e, possivelmente, numa deformidade do nariz em sela. Um desvio elevado do septo dorsal pode resultar num desvio do terço médio e este terá de ser tratado para endireitar o terço médio torto.[39]

O terço inferior do nariz compreende o par de cartilagens laterais inferiores, o septo nasal caudal e a espinha nasal. A posição da ponta depende de inúmeras forças que trabalham em conjunto para manter a ponta na linha média. O desvio do septo caudal por trauma é uma causa comum da assimetria do terço inferior do nariz. O septo nasal, que compreende a placa perpendicular do etmoide, a cartilagem quadrangular, o vômer e a crista maxilar, desempenha um papel crucial na determinação dos desvios do nariz em todos os terços horizontais.[39]

NARIZ DE SELA

A deformidade do nariz em sela é uma das complicações mais temidas após um traumatismo. Esta resulta frequentemente de um hematoma septal não tratado que fica infetado. O abcesso septal resultante provoca a reabsorção da cartilagem septal e, subsequentemente, uma deformidade do nariz em sela ao longo do tempo. Em alternativa, se o trauma precipitante tiver perturbado a área do keystone, como mencionado anteriormente, tal pode resultar de forma semelhante numa deformidade do nariz em sela. O doente terá a ilusão de um nariz alargado na vista frontal e, na vista de perfil, um aspeto escavado.[39]

EXAME FÍSICO E ANÁLISE DO NARIZ TORTO

Considerar os seguintes aspectos do exame físico:

1. Os componentes anatómicos, tanto externos como intranasais, que constituem o nariz.

2. A forma e a posição de cada componente anatómico
3. Comparação da simetria dos componentes anatómicos direitos e esquerdos emparelhados
4. Potenciais armadilhas anatómicas relacionadas com a cirurgia
5. Função nasal anormal e a sua possível causa (por exemplo, desvio do septo, aumento dos cornetos, disfunção da válvula nasal interna)
6. Qualquer patologia da mucosa nasal
7. Assimetria facial
8. Outras deformidades associadas, como o nariz em sela ou a corcunda dorsal

Avaliar os terços superior, médio e inferior do nariz na:

- vista frontal
- vistas meio basais e basais completas
- vista de cabeça para baixo
- vistas oblíquas direita e esquerda
- vistas laterais direita e esquerda

A endoscopia pode auxiliar o exame intranasal, especialmente quando estão presentes sintomas funcionais. A manobra de Cottle avalia a função da válvula nasal interna. A tomografia computorizada (TC) pode ajudar a determinar a natureza de qualquer deformidade óssea/septal. Também pode visualizar aderências, deiscências e perfurações nos ossos/septo. As fotografias com iluminação e fundo adequados são também essenciais para a análise. O estudo cuidadoso das fotografias reforça a compreensão inicial do nariz obtida através do exame. Em alguns casos, as ferramentas fotográficas computorizadas que permitem dividir a vista frontal e recompor a face utilizando duas imagens da metade direita e duas imagens da metade esquerda são úteis para avaliar a assimetria e o desvio nasal.[43]

TRATAMENTO DO NARIZ TORTO

Terço superior Desvios

O tratamento do terço superior desviado pode ser amplamente dividido em tratamento agudo com redução nasal fechada ou redução cirúrgica, incluindo técnicas cirúrgicas como osteotomias, septoplastia ou enxerto de camuflagem.[39]

Redução nasal fechada

A redução nasal fechada pode ser efectuada quando a fratura nasal se apresenta no consultório nas primeiras 2 semanas e o doente compreende as limitações da redução nasal fechada e a eventual necessidade de correção cirúrgica das deformidades residuais numa fase posterior. A anestesia tópica pode ser aplicada primeiro com uma mistura de oximetazolina/lidocaína em spray nasal. Em seguida, um algodão embebido na mesma mistura de solução de oximetazolina/lidocaína ou equivalente é introduzido até à abóbada nasal da deformidade côncava e aproxima-se da posição em que o elevador de Boies será colocado durante a redução. Uma anestesia local composta por lidocaína a 1% e epinefrina 1:100.000 é infiltrada num plano supra-periosteal e subdérmico ao longo da abóbada óssea. Pede-se então ao doente que massaje a zona com uma esponja durante 5 minutos antes da redução, de modo a permitir que a anestesia se dissipe nos tecidos circundantes. Isto permite uma redução bastante indolor das fracturas nasais. A redução nasal fechada é efectuada com o cirurgião de pé sobre o lado côncavo da deformidade. Um instrumento plano e forte, como o elevador de Boies, é dimensionado externamente no nariz antes da inserção para garantir sua posição correta intranasalmente. Deve assentar na profundidade do segmento deprimido. Utilizando um movimento de elevação e alavanca, o segmento deprimido é levantado no seu lugar enquanto se aplica pressão no lado convexo da deformidade. Por vezes, um "pop" audível ou palpável indica que os fragmentos desviados estão a voltar à sua localização original. A incapacidade de obter uma redução óssea pode dever-se a uma união óssea precoce dos fragmentos ou a um septo ósseo desviado elevado que impede a mobilização do osso nasal.

Foram descritas várias técnicas de mobilização do septo, mas considerámos que estas são imprecisas e podem potencialmente resultar em mais lesões da mucosa e do septo. Os desvios mais graves do septo nasal podem ter de ser tratados operativamente mais tarde.[39]

Redução aberta

Os termos "redução fechada" e "redução aberta" podem criar alguma confusão porque podem ser confundidos com rinoplastia endonasal e externa, respetivamente. A redução fechada refere-se tipicamente à redução da fratura sem quaisquer incisões, realizada através de pressão digital e assistida por instrumentos. A redução aberta refere-se à redução da fratura através de incisões e osteotomias, que podem ser realizadas através de uma abordagem endonasal ou de rinoplastia externa.

A redução aberta das fracturas do osso nasal permite uma colocação mais precisa das osteotomias para obter uma redução mais simétrica. Qualquer redução da corcunda dorsal deve ser efectuada antes das osteotomias. Normalmente, a maior parte de uma bossa pré-existente é cartilaginosa; no entanto, a fratura pode fazer com que segmentos de osso se projectem para a linha dorsal, criando irregularidades no contorno ósseo. Ao remover a corcunda, o periósteo deve primeiro ser elevado da linha dorsal óssea. Devem ser feitos esforços para evitar desestabilizar a fixação do septo cartilaginoso com o septo ósseo. A perda de suporte nesta região pode resultar no assentamento pós-operatório da abóbada nasal média com potencial deformidade do nariz em sela.[39]

OSTEOTOMIAS

Terço superior

O objetivo das osteotomias é criar linhas de fratura precisas que permitam a mobilização dos ossos nasais para voltar a uma posição favorável. Para o efeito, são efectuadas osteotomias radiculares mediais, laterais, intermédias e eventualmente transversais.

O objetivo cirúrgico das osteotomias nasais é: 1) fechar uma abóbada nasal aberta, 2) endireitar um dorso nasal desviado ou 3) estreitar as paredes laterais do nariz. Uma vez que o nariz e as vias respiratórias nasais de cada doente são anatomicamente únicos, as osteotomias podem ter de executar estas tarefas isoladamente ou em combinação.[44]

A osteotomia lateral do tipo alto-baixo-alto é amplamente aceite pela maioria dos cirurgiões como o procedimento lateral padrão. Este procedimento pode ser efectuado através de uma osteotomia linear com um dos osteótomos acima referidos ou através da criação de uma série de pequenas perfurações ao longo do osso nasal, utilizando um osteótomo de 2 mm, por via transcutânea ou intranasal. Um pequeno triângulo de osso é deixado no início da osteotomia para preservar as fixações do ligamento suspensor lateral e nasal à abertura piriforme. Isto ajuda a evitar a obstrução nasal secundária. A fratura posterior superior pode ser criada por pressão manual ou através da criação de um local de osteotomia superior perfurante transcutânea. A perfuração é geralmente efectuada através de uma pequena punção cutânea a meio caminho entre o dorso nasal e a área cantal medial com um osteótomo de 2 mm. O osteótomo é utilizado através desta incisão cutânea única para criar três ou quatro pequenas perfurações tipo carimbo de correio. Este procedimento permite que o osso nasal seja mobilizado tanto quanto necessário, preservando o suporte do periósteo sobrejacente.[44]

As osteotomias mediais, se utilizadas, são realizadas de forma angulada entre o osso nasal e o septo e são levadas superiormente para encontrar o local da osteotomia superior ou o local da fratura posterior. A utilização de osteotomias mediais é essencial para endireitar o nariz extremamente desviado ou estreitar o nariz excecionalmente largo. Nos casos em que é necessária menos correção, as osteotomias mediais nem sempre são essenciais; em alguns casos, podem mesmo causar irregularidades e deformidades pós-operatórias próprias.[44]

A osteotomia intermédia pode ser realizada em várias posições ao longo da parede nasal lateral, dependendo da anatomia e dos objectivos cirúrgicos. Quando as paredes nasais (ossos) são marcadamente desiguais em altura, uma osteotomia intermédia, realizada mais perto do sulco facial nasal, ajuda a igualar a altura dos ossos e a obter um nariz mais direito. Noutros casos, uma irregularidade ou convexidade acentuada de um osso nasal pós-traumático pode ser cortada com a osteotomia intermédia para aplanar a área.

A osteotomia perfurante "push out" é utilizada quando os ossos nasais foram fracturados medialmente e o objetivo é deslocá-los lateralmente. No caso pós-traumático, é frequentemente utilizada uma osteotomia unilateral. O cirurgião realiza perfurações intranasais a partir do sulco facial nasal ou do local da fratura anterior. Estes procedimentos ajudam a lateralizar os ossos nasais e a torná-los mais simétricos.[42]

Desvio do septo ósseo. Se estiver presente um desvio do septo ósseo que não seja corrigido após a realização de osteotomias e do reposicionamento da pirâmide óssea, pode tentar-se uma redução fechada com uma pinça de endireitamento do septo ou um instrumento rombo, como um elevador Boise, para fraturar manualmente o septo ósseo em direção à linha média. Estas técnicas de redução fechada são menos precisas e podem não resultar numa redução estável. Em muitos casos, pode ser necessária a visualização direta através de uma septoplastia formal com atenção específica à porção óssea desviada.[42]

Enxertos de camuflagem. Os enxertos colocados com precisão podem ser utilizados para camuflar irregularidades de contorno após a redução de anomalias ósseas. A cartilagem ou fáscia autóloga esmagada ou cortada em cubos pode ser eficaz para reduzir a visibilidade e a palpabilidade dos bordos ósseos ou de pequenas depressões. A colocação subperiosteal diminui a hipótese de migração do enxerto e tem as vantagens teóricas de uma melhor camuflagem. Os enxertos podem ser colocados supraperiostealmente, mas isso aumenta o risco de migração e pode parecer mais proeminente, especialmente em pacientes com pele nasal fina.[42] .

Terço médio Desvios

Podem existir desvios persistentes do terço médio do nariz apesar da correção do terço superior. A correção da abóbada média torcida é um desafio e as técnicas úteis incluem a septoplastia, os enxertos expansores ou os enxertos onlay de camuflagem. Frequentemente, um desvio elevado do septo dorsal pode ser a causa do terço médio torto. Como as cartilagens laterais superiores estão ligadas ao septo por ligações fibrosas firmes, pode ser efectuada uma libertação total das cartilagens laterais superiores do septo em desvios mais ligeiros, o que pode ajudar a endireitar a assimetria da abóbada média. Uma septoplastia formal pode ser necessária em desvios septais mais graves. Podem ser utilizados enxertos de spreader ou enxertos de camuflagem onlay de forma assimétrica para a assimetria da abóbada média. É importante avaliar a obstrução das vias respiratórias, especialmente no lado convexo, uma vez que a válvula nasal interna é estreitada, o que ajuda a decidir se é necessário um enxerto onlay de camuflagem ou um enxerto de spreader.[42]

Septoplastia

Durante uma septoplastia, uma abordagem por etapas consiste em separar as cartilagens laterais superiores do septo bilateralmente. Isto liberta as estruturas de ligação extrínsecas que podem potencialmente estar a causar a deformidade. Em seguida, uma libertação total do retalho mucopericondrial no lado côncavo alivia as forças de tensão intrínsecas que resultam na deformidade. Estas duas manobras podem corrigir os desvios mais ligeiros. O desvio do dorso pode ser uma deformidade linear para um dos lados. Quando a escora dorsal é reta mas desalinhada, pode ser necessário separá-la do septo ósseo posterior e da crista maxilar para permitir que seja rodada de volta para o centro. A área da pedra angular deve ser preservada para evitar a desestabilização e a futura deformidade do nariz em sela.[42]

Combinações de marcação da cartilagem, ressecção de porções desviadas ou colocação de enxertos de ripas podem ajudar a endireitar quaisquer outras deformações septais. A marcação envolve a colocação de incisões de espessura parcial no lado côncavo da cartilagem. Isto liberta as forças que mantêm a cartilagem na sua deformidade e é semelhante a libertar a corda de um arco. No entanto, confiar apenas na incisão pode não alcançar o resultado desejado a longo prazo no endireitamento do septo desviado. A marcação resulta na criação de espaços em forma de cunha que acabam por cicatrizar com tecido cicatricial e subsequente contratura da ferida, o que pode resultar numa recidiva da deformidade septal. Pode ser necessário um enxerto de ripas para o manter no sítio. Uma sutura permanente colocada num colchão horizontal com o nó no lado convexo pode ajudar a dobrar a cartilagem de uma forma favorável e servir para reforçar o suporte dorsal.[42]

Enxertos de espalhamento

Os enxertos expansores colocados entre a cartilagem lateral superior e o septo podem ajudar a corrigir a assimetria da abóbada média, deslocando lateralmente a cartilagem lateral superior deprimida, se colocados no septo côncavo, e também melhorar uma válvula nasal interna estreita com aumento do fluxo de ar. Normalmente, os spreader grafts são colocados bilateralmente para ajudar na imobilização de um septo com desvio elevado e são mais espessos no lado côncavo para corresponder à assimetria da abóbada média. Os bordos dos enxertos expansores são biselados para evitar que se vejam através da pele. As dimensões dos spreader grafts variam, mas geralmente variam de 6 a 12 mm de comprimento, 3 a 5 mm de altura e 2 a 4 mm de espessura. Normalmente, cobrem todo o comprimento vertical da cartilagem lateral superior e são fixados em forma de colchão.

Enxertos de camuflagem

Ocasionalmente, em doentes sem problemas de fluxo de ar e com pequenas depressões na abóbada média, pode ser utilizado um enxerto onlay de camuflagem. Este é criado tipicamente a partir de uma cartilagem septal esmagada de pequenas dimensões. A cartilagem septal é martelada até perder a memória, mas sem traumatizar abertamente, uma vez que isso pode potencialmente resultar num aumento da reabsorção do enxerto. O enxerto é colocado no lado côncavo do desvio numa dimensão precisa sobre o pericôndrio, e a pele é recoberta sobre ele e avaliada para garantir que não fica demasiado visível. A marcação da pele deve ser efectuada antes da infiltração da anestesia local. Pode ser efectuada a fixação do enxerto no local, embora normalmente não seja necessária se for criada uma bolsa confortável para a sua colocação.[39]

Terço inferior

Deformidade do septo caudal. A deformidade do septo caudal resulta na torção do terço inferior do nariz e na obstrução nasal. O septo caudal começa no ângulo septal anterior, perto da ponta nasal, e continua até ao ângulo septal posterior, na sua junção com a espinha nasal. O desvio ou deslocamento em qualquer ponto deste trajeto resulta em deformidade e/ou obstrução nasal ao nível do terço inferior do nariz. Existem várias técnicas para tratar as deformidades nesta área.[45]

Se o septo estiver deslocado da espinha nasal no ângulo septal posterior, o reposicionamento caudal pode restaurar a simetria e aliviar a obstrução nasal. Após a exposição do septo através de uma abordagem de septoplastia, o septo no ângulo septal posterior é aparado, deslocado para trás sobre a espinha nasal na linha média e suturado à espinha nasal usando uma sutura não absorvível. Alternativamente, o septo pode ser reposicionado para o outro lado da espinha nasal, com ou sem corte no ângulo septal posterior, e suturado no lugar, desde que isso resulte em simetria e patência no vestíbulo nasal. Neste caso, a espinha nasal actua como um "batente" para evitar que o septo volte à sua posição anterior e pode ser particularmente útil se a espinha nasal estiver fora da linha média.[45]

Se o septo caudal estiver ligeiramente a moderadamente desviado, as manobras conservadoras podem servir para o endireitar. A marcação da cartilagem através de uma série de incisões incompletas no lado côncavo ou uma morselização cuidadosa aliviará a memória deformada do suporte caudal. As técnicas de sutura também podem ser consideradas para estabilizar ainda mais o septo numa posição mais vertical. Após a pontuação, são colocadas 2-4 suturas horizontais em colchão através da cartilagem utilizando suturas não absorvíveis, semelhantes às suturas de Mustarde utilizadas para corrigir orelhas proeminentes[45]

Se houver um desvio mais grave ou se for realizado um reposicionamento septal significativo, podem ser necessárias técnicas mais substanciais para manter a integridade da reconstrução a longo prazo no que diz respeito à prevenção da recorrência do desvio e da perda de suporte da ponta. Os enxertos de spreaders, que são um método há muito reconhecido de alargar o ângulo interno da válvula nasal, podem ser estendidos além da borda caudal das cartilagens laterais superiores para estabilizar o septo caudal e melhorar o suporte da ponta. Estes expansores alargados podem ser unilaterais ou bilaterais, dependendo da necessidade de tratamento da abóbada média e do grau desejado de estabilização do septo caudal. A cartilagem pode ser utilizada em muitos casos, mas se for necessária uma estabilização adicional, podem ser utilizados enxertos ósseos da placa perpendicular do osso etmoide. Podem ser feitos orifícios para a estabilização do enxerto ósseo com uma pequena broca ou uma agulha de calibre 18, através dos quais são utilizadas suturas horizontais para o fixar ao septo caudal. A estabilização também pode ser realizada com a técnica tongue-in-groove, na qual o septo é estabilizado num sulco entre as cruras mediais das cartilagens laterais inferiores.[45]

Um enxerto de extensão do septo caudal também pode ser utilizado para estabilizar e manter uma posição vertical do septo caudal. Nesta técnica, um enxerto de cartilagem ou ósseo é fixado ao aspeto caudal do septo e fixado com, pelo menos, duas suturas horizontais em colchão. Se necessário, os bordos sobrepostos da cartilagem podem ser biselados para evitar a obstrução nasal que, de outro modo, poderia ocorrer devido ao alargamento desta área. Uma ligeira curvatura do enxerto pode ser utilizada em benefício do cirurgião para contrariar a curvatura inerente ao desvio do septo. As cruras mediais são então suturadas ao enxerto de extensão, e o enxerto pode ser ainda fixado à espinha nasal. Trata-se de um enxerto particularmente versátil que pode ser moldado para afetar alterações na projeção nasal, na rotação nasal, no ângulo nasolabial e na exposição columelar.[45]

Os desvios mais graves podem exigir a substituição do septo caudal. Esta técnica requer uma abordagem aberta com a separação das cartilagens nasais do septo, elevação ampla dos retalhos mucopericonais e excisão da porção do septo que está a ser afetada. Esta

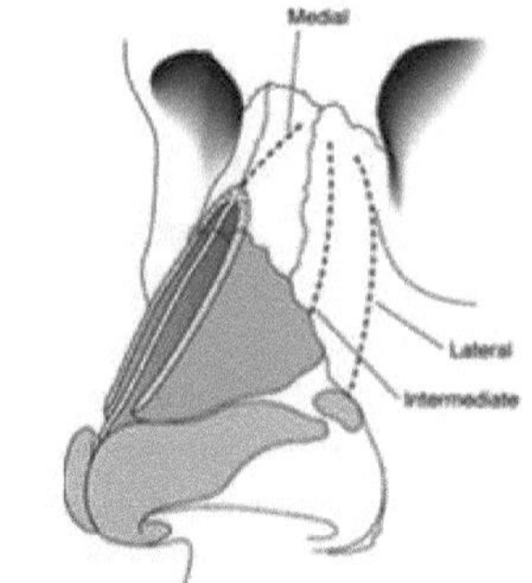

Fig. 27. Locais de osteotomia43

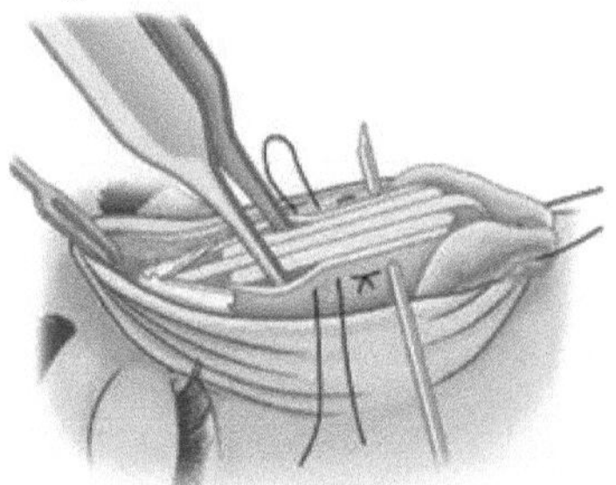

Fig. 28. Enxerto de propagação43

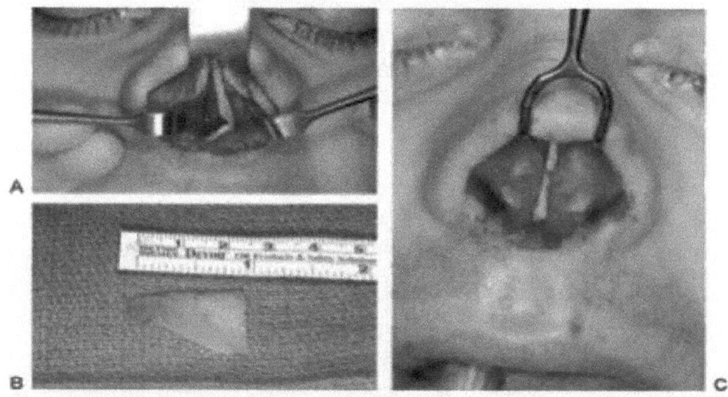

Fig. 29. Controlo do desvio septal grave45

A porção de cartilagem auricular é então substituída por um enxerto reto e estável que é suturado ao septo remanescente e à espinha nasal. Uma porção reta do septo remanescente, cartilagem auricular de camada dupla ou cartilagem costal pode ser usada nesse sentido. Se a estabilização for inadequada apenas com a sutura, podem ser usados enxertos extensos ou um material semirrígido fino, como uma placa flexível de polidioxano (PDS; Ethicon Inc., Somerville, NJ), para fixar o enxerto no lugar. Se o desvio grave do septo caudal for acompanhado de uma deformidade significativa do septo cartilaginoso dorsal, pode ser necessária uma septoplastia extracorporal subtotal ou total. Neste caso mais extremo, todo o septo é removido após uma ampla exposição, reconstruído, substituído e fixado à cartilagem remanescente ou aos ossos nasais e à espinha nasal. A placa de polidioxanona funciona bem para servir de suporte para as várias peças de cartilagem que são frequentemente necessárias.[39]

NARIZ DE SELA

A deformidade do nariz em sela representa uma das complicações mais temidas do trauma nasal. Tipicamente, a etiologia é a de um hematoma septal não tratado que se infecta, formando um abcesso e levando à reabsorção da cartilagem septal. O diagnóstico precoce e a evacuação do hematoma podem evitar essa deformidade. No entanto, quando estabelecido, a história natural é frequentemente de progressão gradual. A deficiência grosseira da cartilagem septal dorsal causa uma aparência óbvia de concha na vista lateral e uma ilusão de largura excessiva na vista frontal. Funcionalmente, também pode haver comprometimento das vias aéreas devido ao colapso dos CLS ou sinéquias do revestimento interno.[46]

Avaliação

São necessários uma história e um exame completos. A deformidade do nariz em sela pode ocorrer de forma relativamente isolada, mas também pode indicar a presença de uma lesão nasoetmoidal não tratada (ou inadequadamente tratada). Por conseguinte, pode ser necessária a realização de exames imagiológicos para avaliar a região cantal, as órbitas e a drenagem de lesões naso-etmoidais:

- Local e extensão da selagem.
- A condição e qualquer deformidade do septo nasal. As perfurações septais podem resultar em crostas nasais, obstrução e assobio nasal durante o fluxo de ar nasal. Se estiver presente uma perfuração, é importante considerar a possibilidade de abuso de substâncias. O desvio do septo que resulta numa redução do fluxo de ar também requer tratamento.
- Função das válvulas nasais internas e externas.
- Avaliação dos tecidos moles sobrejacentes. O sucesso do aumento depende muito da criação de uma "bolsa" saudável e viável de tecidos moles sobre o dorso, na qual o enxerto é colocado. Os tecidos finos, atróficos e pouco vascularizados têm maior probabilidade de resultar em extrusão, infeção ou rutura da ferida. Este facto pode afetar a escolha do enxerto.
- Exame endoscópico.
- Avaliação por tomografia computorizada (TC). Esta não é necessária em todos os casos, mas é muito útil, especialmente após lesões de alta energia, nas quais podem ter ocorrido fracturas mais extensas. Para além de avaliar a região nasoetmoidal e o seio frontal, a imagiologia também pode identificar problemas com os cornetos e o vômer e revelar fracturas na região nasomaxilar. O estreitamento da abertura piriforme pode não ser evidente ao exame clínico, mas se não for tratado, os problemas respiratórios podem persistir[46]

Classificação do nariz em sela[47]

Fase 1: nariz em sela mínimo O nariz em sela mínimo corresponde a uma depressão acima da supra-ponta do nariz devido à perda de suporte septal associada a uma ligeira retração da base da columela, enquanto a projeção e a rotação da ponta não são afectadas

Fase 2: nariz em sela moderado O nariz em sela moderado corresponde a uma recessão mais acentuada do dorso, mas não superior a 5 mm. Esta situação provoca uma perda de suporte septal que pode afetar as suas relações anatómicas com as cartilagens triangulares, a ponta ou mesmo a columela. O nariz tem uma aparência achatada em todas as vistas. A diminuição da projeção e/ou a rotação cefálica da ponta podem ser observadas nesta fase e devem ser tidas em conta.

Fase 3: nariz em sela maior O nariz em sela maior corresponde a uma acentuada falta de suporte ósseo e cartilaginoso. O arco ósseo do terço médio do nariz é amputado, induzindo uma grande retração da mucosa nasal, enquanto a perda da altura do septo cartilaginoso é responsável pela retrusão columelar. A projeção da ponta é diminuída e as narinas são mais largas, dando uma aparência de nariz curto. Funcionalmente, esta deformidade altera as válvulas nasais internas (devido ao colapso do suporte septal) e externas (devido à falta de suporte central, as narinas tornam-se mais planas e largas)[47]

Protocolo de tratamento

Cada operação é efectuada sob anestesia geral. Em cada caso, é utilizada cartilagem proveniente de várias origens: septo, concha, costela. Podem ser utilizadas três incisões: endonasal, externa e sublabial, embora esta última abordagem seja mais raramente utilizada e esteja confinada a indicações específicas.

Fase 1: nariz em sela mínimo O nariz em sela mínimo pode ser corrigido através da restauração de uma altura septal satisfatória. Como existe material septal suficiente neste caso, o tratamento preferido inclui rinoplastia extracorporal com excisão do septo nasal e constituição de uma estrutura cartilaginosa. Esta técnica já foi publicada no contexto do tratamento do nariz torto, que continua a ser a sua principal indicação, mas também se adapta a estas fases mínimas do nariz em sela. É capaz de corrigir o defeito de projeção sagital e restabelece um dorso harmonioso e regular. Os enxertos de spread associados a esta rinoplastia ajudam a restaurar uma aparência harmoniosa do terço médio do nariz e a corrigir o defeito da válvula nasal interna. A base do nariz é apertada através do suporte sagital da estrutura cartilaginosa.[47]

Fase 2: nariz em sela moderado No nariz em sela moderado, não é possível restaurar um perfil linear utilizando exclusivamente a cartilagem septal, muitas vezes limitada, sendo preferível utilizar a cartilagem conchal, que é colhida quase inteiramente através de uma abordagem anterior. A cartilagem conchal colhida é utilizada para criar enxertos à medida com uma forma de U invertido que podem ser colocados uns sobre os outros, como telhas ou bonecas russas, de acordo com o comprimento e altura desejados. Estes enxertos são sempre inseridos através de uma abordagem externa e são suturados para evitar qualquer deslocação e deformidade secundária. Quando a deformidade do nariz em sela está associada a uma diminuição da projeção da ponta e/ou a uma modificação da rotação da ponta, este procedimento é completado pela colocação de um suporte columelar que pode ser incluído na estrutura cartilaginosa anteriormente descrita, uma vez que um simples efeito de aumento do dorso não resolve a deficiência de suporte da base do nariz caracterizada por narinas abertas, fraca projeção da ponta e uma columela curta.[47]

Fase 3: nariz em sela maior O nariz em sela maior é observado com menos frequência e é secundário a grandes traumas ou síndromes malformativas, como a síndrome de Binder. Esta deformidade requer um grande procedimento reconstrutivo utilizando uma quantidade suficiente de material robusto. A cartilagem costal preenche todos estes critérios. É colhida da 7ª, 8ª e eventualmente da 9ª costelas, consoante a quantidade de material necessário. Estes enxertos costais são modelados para reconstituir a estrutura em forma de L do dorso. O enxerto pré-fabricado é geralmente inserido através de uma abordagem endonasal ou sublabial, dependendo da gravidade da retração da pele. Uma abordagem externa não é adequada nesta indicação, uma vez que pode induzir uma tração excessiva da pele ou a desunião da incisão columelar. Os procedimentos de melhoria do contorno do nariz podem ser associados, mas são frequentemente difíceis devido à retração mucocutânea caraterística destes narizes curtos e apertados.[47]

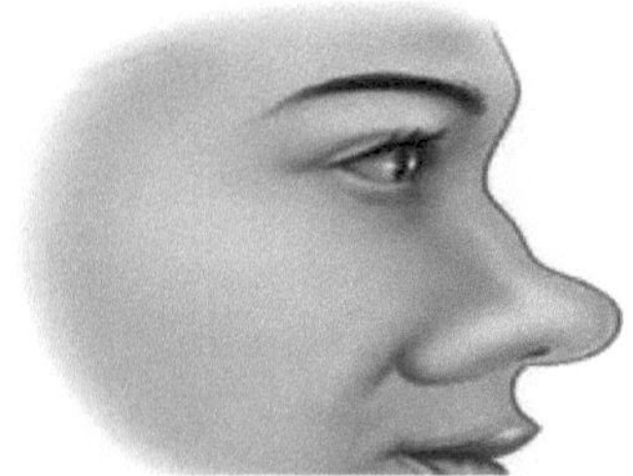

Fig. 30. Nariz da sela43

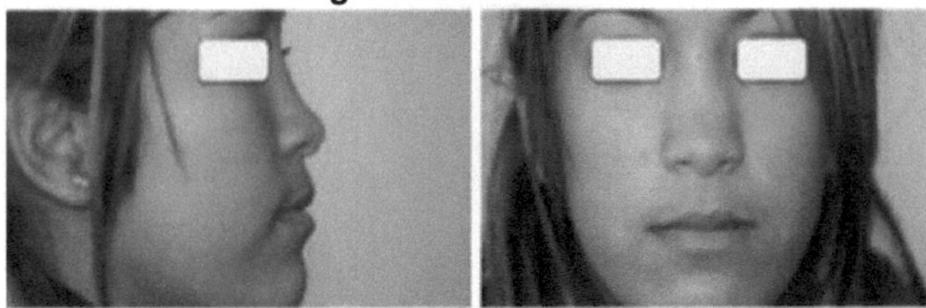

Fig. 31. Nariz de sela mínimo47

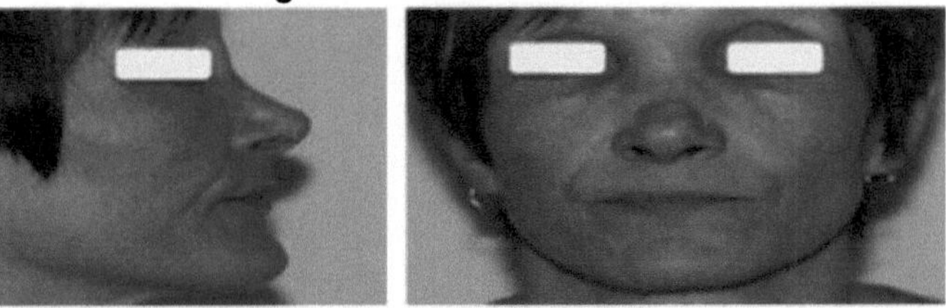

Fig. 32 . Nariz em sela moderado47

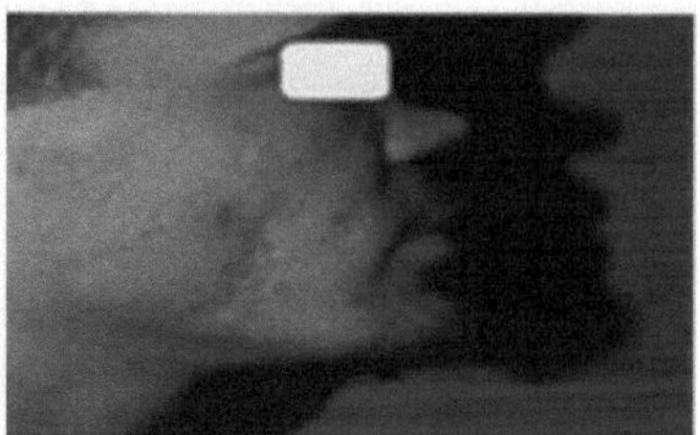

Fig. 33. Nariz da sela principal47

CAPÍTULO 5

DEFORMAÇÕES NASO-ORBITAIS PÓS-TRAUMÁTICAS

O tratamento de fracturas orbitais complexas com redução aberta alargada utilizando técnicas craniofaciais melhorou consideravelmente os resultados funcionais e estéticos. No entanto, ainda se observam deformidades pós-traumáticas graves por várias razões, incluindo o atraso no tratamento, a subestimação da lesão e erros técnicos durante a cirurgia.[48]

As sequelas típicas de lesões orbitais inadequadamente tratadas incluem *enoftalmo, telecanto* e *perda da proeminência malar*, esta última frequentemente combinada com o aumento da largura facial. A reconstrução primária incorrecta do esqueleto facial é o problema subjacente a praticamente todas as deformidades faciais pós-traumáticas. A cicatrização subsequente dos tecidos moles com suporte inadequado leva ao encolhimento, espessamento e mau posicionamento dos pontos de referência. Esta deformidade resultante dos tecidos moles tem implicações na técnica e no resultado de todas as correcções secundárias:

• o envelope de tecido mole mal posicionado da face tem de ser completamente mobilizado e reorganizado na sua posição correcta.

• a rigidez da máscara de tecidos moles exige um exagero da correção esquelética em certas zonas para obter um contorno externo adequado.

• a deformidade dos tecidos moles limita o resultado funcional e estético que pode ser alcançado.[48]

As complicações das fracturas orbitárias podem ser classificadas de acordo com o momento da sua ocorrência ou apresentação. As que ocorrem ou requerem tratamento nas primeiras 24 horas após a lesão são classificadas como "imediatas"; as que requerem tratamento ou ocorrem nas 2 semanas seguintes à lesão podem ser classificadas como "tardias"; e, finalmente, as que se apresentam após 2 semanas são classificadas como "tardias".[49]

COMPLICAÇÕES DAS FRACTURAS DA ÓRBITA[49]

COMPLICAÇÕES IMEDIATAS

A. perda de visão
1. Lesão do nervo ótico
2. Lesão vascular oftálmica
3. Lesão do globo ocular

B. lesão do nervo craniano intra-orbital

C. Exoftalmo pulsátil

D. Hemorragia orbital e periorbital, epistaxe

E. Enfisema orbital

F. Desarranjo esquelético e estrutural

G. Tecido mole e músculo entalado ou desarranjado

II. COMPLICAÇÕES TARDIAS

A. Perturbação do esqueleto naso-orbital
1. Perturbação/derangimento cantal
2. Problemas de drenagem lacrimal

B. Desarranjo esquelético e estrutural orbital e periorbital

1. Exorbitismo secundário a fracturas da parede lateral
2. Enoftalmo secundário a alterações de volume na órbita
3. Distopia vertical secundária a um distúrbio maxilofacial

III. COMPLICAÇÕES TARDIAS

A. Desequilíbrio dos músculos extra-oculares

B. Enoftalmo

C. Pavimento orbital mal posicionado

D. Problemas nas pálpebras

E. Problemas de drenagem lacrimal

F. Falhas de reconstrução

G. Fracturas pediátricas e perturbações do crescimento

A . PERDA DE VISÃO

A complicação mais devastadora, a perda de visão, é normalmente o resultado de uma lesão do nervo ótico, de uma lesão vascular da artéria oftálmica ou de uma lesão direta grave do globo. Durante a avaliação inicial, se a perda de visão for secundária a uma lesão ou contusão do nervo ótico ou a uma fratura do canal ótico, é importante determinar o momento do início da cegueira em relação ao momento da lesão. Verificou-se que a perda de visão secundária a uma lesão intracanalicular que ocorre no momento do traumatismo está relacionada com o cisalhamento grave ou com forças contusivas/ avulsivas, e a descompressão do nervo não é eficaz. A perda de visão no período pós-traumático pode ser melhorada através da descompressão do nervo no canal ótico para aliviar a compressão causada por edema ou hematoma.[49]

A perda de visão também pode resultar da rutura ou hemorragia de ramos da artéria oftálmica ou de outros vasos periorbitais. A cegueira deve-se à desvascularização através da perda da artéria oftálmica ou à compressão dos vasos nutrientes do nervo ótico pelo hematoma retrobulbar, que se apresenta frequentemente como uma perda de visão com proptose e aumento da pressão intra-orbitária. Nestas circunstâncias, deve proceder-se à evacuação do hematoma com descompressão da órbita.[49]

As lesões do globo incluem lacerações da córnea ou da esclerótica, rutura ou avulsão do globo, recessão do ângulo (glaucoma agudo), descolamento do vítreo, descolamento da retina ou iridodiálise. É essencial confirmar a acuidade visual e tomar todas as medidas necessárias para preservar a visão antes e durante a manipulação dos fragmentos da fratura para fins funcionais ou estéticos.[49]

B. LESÃO INTRA-ORBITÁRIA DO NERVO CRANIANO

Os nervos cranianos III, IV, V ou VI estão envolvidos na síndrome da fissura orbital superior, dando origem a oftalmoplegia e ptose da pálpebra superior. A proptose resulta de hematoma e congestão na órbita superior e retrobulbar. A pupila fixa e dilatada resulta do bloqueio parassimpático. Uma síndrome de fissura orbital superior parcial também é possível se as fracturas orbitais resultarem em perda parcial da função dos nervos motores III, IV e VI.

A síndrome do ápice orbital contém os mesmos elementos que a síndrome da fissura orbital superior mais o envolvimento do nervo ótico. Esta síndrome é caracterizada por cegueira, oftalmoplegia, midríase, ptose e perda de sensibilidade na divisão oftálmica do nervo trigémeo.

C. EXOFTALMO PULSANTE

A exoftalmia pulsátil resulta da formação de fístulas arteriovenosas em traumatismos da face média e da base do crânio ou, mais frequentemente, da transmissão da pulsação cerebral a partir da dura-máter após uma fratura do teto da órbita. Os doentes descrevem a audição de um ruído "semelhante a uma máquina". Se ocorrer uma fístula arteriovenosa, pode frequentemente auscultar-se um sopro sobre o globo terrestre.

D. HEMORRAGIA ORBITAL E PERIORBITAL

As lesões dos tecidos moles periorbitais e naso-orbitais e as fracturas da órbita provocam frequentemente a rutura das estruturas vasculares. Uma hemorragia subconjuntival está frequentemente associada a uma fratura do esqueleto orbital; a hemorragia resulta da dissecção de sangue no interior da estrutura orbital. Uma hemorragia extensa sem limite posterior sugere a possibilidade de uma fratura do crânio, embora também ocorra em fracturas simples confinadas à órbita inferior. A hemorragia de um canalículo é um sinal de uma laceração no sistema coletor lacrimal, que por vezes acompanha uma fratura naso-orbitária.

Quando a artéria etmoidal anterior é rompida, pode ocorrer um hematoma periorbital grave ou epistaxe acentuada. Quando a hemorragia não pode ser controlada com medidas conservadoras, como o tamponamento nasal ou a cauterização, pode ser necessária uma abordagem cirúrgica direta para o clampeamento direto ou a ligadura da artéria maxilar interna. Em caso de hemorragia periorbital, em que a acuidade visual é ameaçada pela formação de um hemotoma, pode ser necessária uma descompressão orbital.

E. ENFISEMA ORBITAL

A presença de enfisema subcutâneo ou enfisema orbital é um achado comum nas fracturas orbitais, especialmente na região etmoidal. Os fragmentos ósseos contaminados, a drenagem nasofaríngea e/ou o ar também podem ser forçados a entrar na base do crânio, nas meninges e no cérebro em virtude de fracturas do crânio com as respectivas rupturas durais e aracnóides.[49]

F. DISTÚRBIOS ESQUELÉTICOS E ESTRUTURAIS

As fracturas e a deslocação dos segmentos zigomaticomaxilares podem levar ao achatamento da eminência malar, à distopia do globo, à deslocação para baixo do canto lateral, à diplopia, à lesão dos nervos cranianos ou ao aprisionamento do tecido orbital no local da fratura.

As fracturas do teto da órbita representam aproximadamente 5 por cento de todas as fracturas faciais. Podem ocorrer como fracturas isoladas, mas mais frequentemente estão associadas a fracturas do complexo ósseo frontal ou zigomático. As fracturas do rebordo orbital superior e do teto são geralmente o resultado de mais força, porque estas estruturas são mais espessas e mais fortes. Estas fracturas estão frequentemente associadas a equimose palpebral, anestesia da testa, diplopia transitória e limitação do olhar para cima.[49]

G. ENTALAMENTO OU DESARRANJO DOS TECIDOS MOLES E DOS MÚSCULOS

As fracturas orbitais, particularmente as fracturas "blow-out", resultam quer de uma força de "encurvadura" do rebordo orbitário, quer de um aumento da pressão intra-orbitária secundária a um golpe no olho ou no rebordo por um objeto não penetrante. O fino pavimento orbital medial ao nervo infra-orbital e o aspeto inferior da parede medial rompe-se primeiro, seguido de uma herniação do tecido orbital. As complicações tardias mais problemáticas das fracturas blowout são a diplopia e o enoftalmo. A diplopia horizontal, secundária ao aprisionamento do músculo reto medial, pode ocorrer sem retração do globo se o músculo for aprisionado posteriormente. A diplopia horizontal é muito menos comum do que a diplopia vertical. O aprisionamento dos músculos extra-oculares é pouco frequente na fratura da parede orbital lateral. A fibrose, a cicatrização, a contratura e a atrofia da gordura ocorrem tardiamente (semanas a meses) após as lesões orbitais e resultam em enoftalmia tardia.[49]

PARÂMETROS DO ASPECTO ORBITAL NORMAL[50]

O que define uma aparência orbital agradável é complexo e depende de uma série de factores que podem ser medidos objetivamente e, de alguma forma, influenciados pela cirurgia de revisão. A simetria é importante, embora a maioria dos rostos seja subtilmente assimétrica. A aparência geral da região interorbital depende de um número de pontos de referência e medidas chave.

• A posição das sobrancelhas deve ser simétrica e o nariz
ponte projectada normalmente

• A largura da abertura palpebral é influenciada pela projeção do globo e, além disso, pela posição das fixações cantalinas lateral e medial. A posição do canto lateral é mais frequentemente posicionada inferiormente numa órbita pós-traumática e, subsequentemente, pode ter de ser modificada através de uma cantopexia lateral.

A posição cantal medial é muito mais difícil de influenciar e exigiu uma cirurgia operatória sofisticada.

• A abertura palpebral vertical pode ser objetivamente avaliada de acordo com a posição do reflexo de luz e interpretada em conformidade. A medida é tipicamente de 10 mm. Esta medida pode ser dividida em duas pelo reflexo da luz:

MRD1 (distância do reflexo da margem 1). Esta é a distância entre a margem da pálpebra superior e o reflexo da luz. Deve ser, no mínimo, de 4 mm. Se for reduzida, pode indicar uma ptose ou um retroposicionamento do globo.

MRD2 (distância do reflexo da margem 2). Esta é a distância entre a margem da pálpebra inferior e o reflexo da luz. Esta distância deve ser, no mínimo, de 6 mm. A redução pode ser causada por retroposicionamento e/ou posicionamento inferior. A medida pode ser aumentada pela retração da pálpebra inferior, pelo que a simetria da pálpebra inferior também deve ser tida em consideração.

A posição dos olhos deste tipo é complementada pela ponte do nariz, devendo ser tidas em conta a projeção e a forma do nariz, bem como a distância intercantal.[50]

PRINCÍPIOS DA CIRURGIA CORRECTIVA

Os dois elementos básicos da cirurgia correctiva são:

• reconstrução da deformidade esquelética

• rearranjo do envelope de tecido mole com os seus pontos de referência.

Normalmente, o padrão de deformidade esquelética pós-traumática é bastante complexo, sendo a deslocação grosseira de grandes fragmentos responsável por uma deformação significativa, enquanto os fragmentos mais pequenos causam irregularidades de contorno e distorção dos pontos de referência dos tecidos moles. A reabsorção (com interposição de tecidos moles) é outra causa de defeitos ósseos. A correção óssea deve suportar os tecidos moles espessados e cicatrizados de forma a criar uma aparência externa normal. Na maioria das áreas, isto é conseguido através da redução dos elementos esqueléticos mal posicionados para a sua posição normal, com uma fixação rígida que evita deslocações secundárias. No entanto, certas áreas requerem uma sobrecorrecção, especialmente o naso-órbito etmoidal e a área supra-orbitária. As pequenas irregularidades de contorno são suavizadas por retificação ou com enxertos ósseos onlay. Não são recomendados grandes onlays para correção do contorno, especialmente na zona malar. O descolamento completo da máscara de tecido mole que cobre a área afetada permite o seu reposicionamento de acordo com as técnicas de lifting facial subperiosteal. É necessário prestar especial atenção ao posicionamento correto dos ligamentos cantálicos, uma vez que mesmo as pequenas malposições são facilmente visíveis.[48]

ABORDAGENS CIRÚRGICAS

As anomalias limitadas ao pavimento orbital são melhor abordadas através de uma incisão transconjuntival ou de uma incisão subciliar da pálpebra inferior. Um problema preexistente na pálpebra pode ser resolvido durante este procedimento, pelo que deve ser selecionada a incisão adequada que melhor permita esta reparação. A incisão transconjuntival pode ser feita anteriormente ao septo orbital na pálpebra inferior, acedendo assim ao rebordo orbital sem violar o compartimento de gordura orbital. Esta colocação evita a herniação da gordura para o campo, evitando assim o incómodo e a limitação da visualização que a gordura herniada provoca. Se esta abordagem for utilizada, deve ter-se o cuidado de minimizar o trauma da conjuntiva e do septo orbital, porque a cicatrização destas estruturas pode levar a um mau posicionamento da pálpebra no pós-operatório (por exemplo, retração ou entrópio).[51]

Uma incisão pós-septal pode ser feita diretamente no assoalho orbital anterior, logo atrás da borda. A violação do septo orbital (e o subsequente mau posicionamento da pálpebra) é menos provável com esta abordagem. Se for necessário um acesso alargado, particularmente se for necessário colocar um enxerto para reconstruir o pavimento orbital e a parede medial, pode ser acrescentada uma cantotomia lateral e uma cantólise com ou sem uma incisão transcaruncular para um acesso mais alargado. A incisão subciliar da pálpebra inferior pode ser alargada discretamente até às rugas dos pés de galinha laterais à pálpebra para um acesso mais amplo. Esta incisão pode ser efectuada diretamente através da pele e do músculo orbicularis oculi para alcançar o bordo infra-orbital, ou pode ser utilizada uma incisão escalonada, elevando a pele alguns milímetros antes de atravessar o músculo orbicularis. Quando é utilizada a incisão subciliar, deve ter-se o cuidado de evitar o canalículo lacrimal inferior na extensão medial da incisão. A parede orbital medial pode ser alcançada transcutaneamente através de uma incisão cerca de 10 mm anterior ao canto medial. Em alternativa, pode ser utilizada uma incisão transcaruncular, cortando a mucosa verticalmente através da carúncula para acesso direto à parede medial. Esta incisão limita a exposição anterior, particularmente quando é necessária uma cantopexia medial para a reparação do telecanto. Quando é necessário reposicionar o complexo zigomaticomaxilar, é necessária uma exposição mais ampla. Se for desejada a exposição direta da órbita lateral e do arco zigomático, uma incisão coronal proporciona o acesso mais fiável. Vários pormenores melhoram os resultados com esta abordagem. Em primeiro lugar, a incisão deve ser dividida como uma linha ondulada ou uma série de Z's para minimizar a visibilidade da cicatriz após a cicatrização, particularmente se houver perda de cabelo ao longo da cicatriz. Em segundo lugar, deve ter-se muito cuidado para evitar lesões no ramo frontal do nervo facial. O cirurgião deve dissecar imediatamente acima da fáscia do músculo temporal (a fáscia temporal profunda), tendo muito cuidado para não escorregar superficialmente durante esta elevação. Uma abordagem mais segura consiste em dividir esta fáscia na linha de fusão temporal (onde a fáscia se divide numa camada mais profunda e numa camada mais superficial separadas por gordura) e continuar a dissecção profundamente até à mais superficial destas duas camadas. Como esta elevação faz parte da abordagem subperiosteal para o lifting do terço médio da face, é extremamente importante que esta fáscia seja ressuspendida cuidadosamente após a conclusão do procedimento. Caso contrário, pode prever-se a queda dos tecidos moles do terço médio da face (essencialmente, um lifting facial invertido). Se for desejada uma exposição mais limitada, o rebordo orbital lateral pode ser exposto através da extensão lateral das incisões subciliares ou transconjuntivais discutidas anteriormente. Em alternativa, uma incisão de blefaroplastia da pálpebra superior pode ser efectuada através do músculo orbicularis oculi até ao osso do rebordo orbital lateral. A ampla conexão entre o zigoma inferior e a maxila lateral pode ser exposta amplamente por via transoral, utilizando uma incisão transmucosa no sulco gengivo-bucal. Deve ter-se o cuidado de evitar lesões no nervo infraorbitário ao efetuar a elevação subperiosteal através desta abordagem.[51]

Reconstrução do esqueleto

Os elementos-chave da reconstrução esquelética são o posicionamento do zigoma, a reconstrução naso-etmoidal e o restabelecimento de uma forma e volume normais da pirâmide orbital. A sequência da reconstrução esquelética é a mesma que para a reparação primária; o zigoma é reduzido e estabilizado como primeiro passo. Com esta estrutura orbital externa como ponto de referência, é efectuada a restante correção esquelética.[48]

Complexo zigomático

O mau posicionamento do zigoma resulta na perda da proeminência malar e no aumento da largura facial. Se existir uma má rotação considerável, o defeito na parede orbital lateral leva ao alargamento da órbita e ao enoftalmo

Após a exposição completa do corpo zigomático, arco e parede orbital lateral, o mau posicionamento pode ser facilmente identificado. Normalmente, observa-se um defeito na parede orbital lateral. Muitas vezes, existe apenas uma consolidação óssea parcial com tecido fibroso interposto. As linhas de fratura iniciais são recriadas com uma serra e um cinzel e, quando necessário, é removido osso interposicional imaturo. Na reparação primária, vários pontos de referência podem ser potencialmente utilizados para determinar a posição tridimensional correcta do zigoma (parede orbital lateral, contraforte zigomático-maxilar, arco zigomático e rebordo infra-orbital), enquanto que nas correcções secundárias, a parede orbital lateral é o único ponto de referência fiável para o posicionamento do zigoma. Por conseguinte, é necessária uma exposição extensa desta área, permitindo ao mesmo tempo a colocação de uma placa para estabilizar o zigoma contra a rotação para fora.[48]

Zona nasoetmoidal

As deformidades da área nasoetmoidal são difíceis de corrigir por várias razões. O aspeto inestético do telecanto é criado não só pelo aumento da distância intercantal, mas também pela fissura palpebral arredondada e pelo nariz achatado. Para a correção, é necessário recontornar todo o esqueleto nasoetmoidal. Isto é conseguido através de osteotomias dos ossos nasais, incluindo a crista lacrimal e, consequentemente, a fixação do ligamento cantal medial. Se a inserção ligamentar estiver intacta, deve ser preservada, uma vez que a configuração anatómica normal nunca pode ser perfeitamente imitada. Nesta zona, o espessamento dos tecidos moles tende a comprometer o resultado da correção esquelética. O estreitamento esquelético máximo deve, por conseguinte, ser alcançado de modo a criar uma distância intercantal quase normal. A redução do telecanto é, na maior parte das vezes, insuficiente, mas nunca excessiva. A fixação dos segmentos nasais osteotomizados é efectuada com um fio transnasal para proteger a crista lacrimal contra a rotação para fora. A estabilidade adicional é obtida com uma microplaca. Se o ligamento cantal medial tiver sido avulsionado do osso, é efectuada uma cantopexia transnasal separada. O ligamento é apreendido com um fio de calibre 28 na sua origem, onde os três membros ainda não se separaram. Este fio é passado por via transnasal. O ponto de inserção deve estar acima e atrás do ducto nasolacrimal. Se o osso nesta zona não permitir a criação de um ponto de inserção, pode ser utilizada uma miniplaca. O aperto da cantopexia transnasal é sempre o último passo nas correcções secundárias antes do encerramento do retalho coronal, porque a colocação de enxertos ósseos dentro da órbita é facilitada com ligamentos cantálicos livres. O aumento do dorso nasal é efectuado através de uma abordagem de rinoplastia aberta. Um enxerto ósseo craniano dividido é moldado, e a ponta é colocada entre as cruras mediais das cartilagens alares, a fim de obter um contorno suave.[48]

Órbita interna

O objetivo da reconstrução secundária da órbita interna é restaurar a anatomia anterior à lesão. É necessária uma dissecção circular completa na órbita posterior para expor as áreas não lesadas.

Pode tratar-se de um verdadeiro defeito ou apenas de uma depressão óssea, que requer técnicas de fixação rígida para a órbita interna ou o preenchimento com lascas de osso. As áreas mais importantes a serem enxertadas para se conseguir a projeção do globo para a frente são a parede lateral e a parede posteromedial. Os enxertos devem ser colocados atrás do eixo do globo, uma vez que os enxertos ósseos colocados demasiado anteriormente trarão o globo para cima e não para a frente. Para compensar o inchaço e a reabsorção do enxerto ósseo, é desejável uma sobrecorrecção no sentido antero-posterior, de modo a obter uma posição correcta após alguns meses. No entanto, tal não é por vezes possível, pelas seguintes razões

• Podem estar presentes cicatrizes extensas no interior da periórbita e, mesmo com uma dissecção subperiosteal completa, muito para trás na órbita posterior, apenas pode ser proporcionada uma mobilidade anterior mínima.

• A cicatrização na periórbita pode estar localizada numa área. A mobilização anterior é possível, mas o resultado é um desvio do eixo do globo. Neste caso, deve procurar-se um compromisso entre a posição anteroposterior e a posição rotacional.

• Se houver cicatrizes graves nas pálpebras, o movimento anterior do globo pode impedir o fecho completo das pálpebras. Mais uma vez, é necessário um compromisso entre a projeção anterior e o perigo de dessecação da córnea.[48]

Antes e depois da dissecção da órbita interna, é efectuado um teste de sucção forçada, que normalmente demonstra alguma melhoria após a dissecção completa da periórbita. Pode permanecer uma diferença significativa em relação à órbita não lesada, devido à cicatrização no interior da periórbita, sendo que alguns casos não apresentam qualquer melhoria. Estes doentes apresentam frequentemente um desvio fixo de um olho, o que significa uma cicatrização intra-periorbital excessiva, com um prognóstico limitado em termos de melhoria estética e funcional.

Reposicionamento de tecidos moles

Após a conclusão da reorganização óssea, os tecidos moles são recobertos como uma máscara, com suturas de ancoragem subperiosteais usadas para suspender a bochecha anteriormente e o SMAS lateralmente. A cavidade temporal pode ser corrigida com o avanço do músculo temporal, sendo necessária uma mobilização completa para permitir uma rotação anterior adequada. Um elemento importante do reposicionamento dos tecidos moles consiste na colocação correcta dos ligamentos cantálicos. Embora a inserção dos ligamentos cantálicos mediais seja preservada, se possível, os ligamentos laterais são rotineiramente destacados durante a cirurgia e devem ser reposicionados numa posição ligeiramente sobrecorrigida. O descolamento dos ligamentos cantálicos laterais melhora a visibilidade em grande medida e a reinserção não é tão difícil como a reinserção do ligamento medial.[48]

UTILIZAÇÃO DE ENXERTOS PARA RECONSTRUÇÃO

O enxerto ósseo autógeno tem sido geralmente utilizado para a reconstrução. No entanto, ao utilizar osso autógeno, é importante considerar os seguintes factores: a quantidade de osso necessária no local recetor, as qualidades biológicas do osso dador, a reabsorção imprevisível do enxerto ósseo e a considerável morbilidade do local dador. As deficiências acima referidas associadas ao enxerto ósseo autógeno levaram ao desenvolvimento de 4 tipos básicos de materiais de implante para a reconstrução da parede orbital: enxertos alogénicos, xenoenxertos, materiais aloplásticos sintéticos não reabsorvíveis e materiais aloplásticos sintéticos reabsorvíveis. As malhas de titânio são normalmente utilizadas para defeitos de maiores dimensões, superiores a 2 cm^2 . Os defeitos mais pequenos são frequentemente tratados com diferentes materiais reabsorvíveis disponíveis no mercado, como o PDS e o Medpor (Stryker, Kalamazoo, MI, EUA). No entanto, os materiais de silicone caíram em desuso devido a relatos frequentes de infecções pós-operatórias que levam frequentemente à extrusão de material estranho. As principais complicações da redução do pavimento orbital são o enoftalmo, o ectrópio da pálpebra inferior e os defeitos da motilidade ocular.[52]

IMPLANTES DE PAVIMENTO ORBITAL FABRICADOS ADITIVAMENTE

Um grande desafio na realização de cirurgias orbitais complexas utilizando materiais de stock disponíveis no mercado é a necessidade de uma adaptação manual fastidiosa dos implantes aos contornos complexos do pavimento ou das paredes orbitais danificados. Uma nova forma de contornar este problema consiste em utilizar as novas tecnologias de planeamento cirúrgico guiado por computador e a tecnologia de fabrico aditivo (AM) para produzir implantes de adaptação passiva adaptados às necessidades específicas dos doentes. A combinação da tecnologia AM com o feixe de electrões, a tecnologia de fusão a laser e o desenvolvimento dos materiais de titânio resultaram num novo método de fabrico de implantes orbitais de titânio concebidos por computador (CAD) ou, mais especificamente, concebidos à medida. Antes de planear uma operação orbital, é fabricado um modelo estereolitográfico tridimensional (3D) do crânio do doente, utilizando o conjunto de dados DICOM baseados em voxels da tomografia computorizada (TC) pré-operatória do doente. O planeamento com um conjunto de dados DICOM permite uma avaliação e compreensão muito melhores da forma, dimensões e volume da área do defeito orbital. A maioria dos programas de software disponíveis no mercado são capazes de manipular segmentos ósseos e espelhar a anatomia do lado orbital não afetado. O STL é o formato mais amplamente utilizado na prototipagem rápida. O modelo STL é formado por tesselação do modelo original. A tesselação é o processo de criação de um plano 2D utilizando a repetição de uma forma geométrica sem sobreposições ou lacunas. A tesselação permite generalizações a dimensões superiores, o que ajuda a produzir construções 3D.[52]

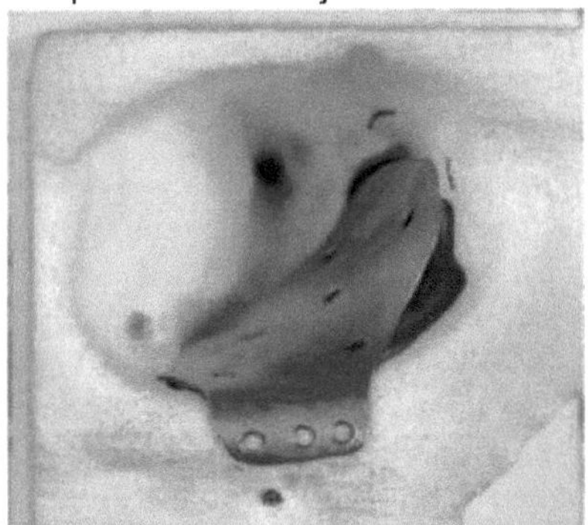

Fig. 34. Um implante de titânio personalizado[52]

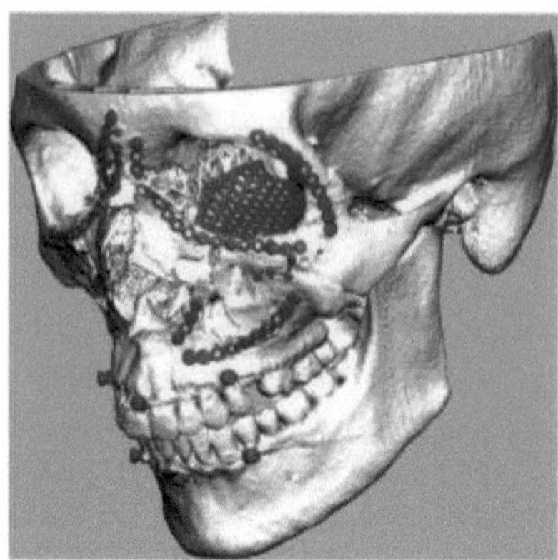

Fig. 35. Um CAD assistido por computador e planeamento de implantes personalizado[52]

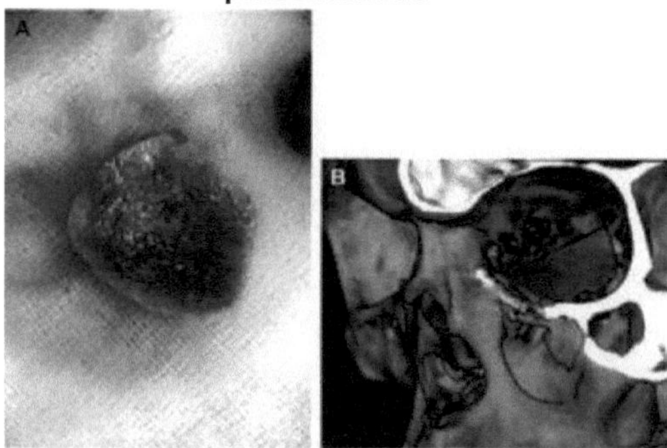

Fig. 36. Enxerto autógeno para reconstrução orbital[52]

GESTÃO DE ENOFTALMO

O enoftalmo é a recessão do globo terrestre para a órbita óssea. O enoftalmo pode ser clinicamente aparente para o examinador e pode ser medido com um exoftalmómetro Hertel, que se baseia em aros orbitais laterais simétricos e não deslocados. Quando medido utilizando um exoftalmómetro, o enoftalmo é considerado clinicamente significativo quando existe uma diferença superior a 2 mm no deslocamento axial entre os dois globos.[53]

O enoftalmo tardio desenvolve-se semanas a meses após a lesão. Na maioria das vezes, a enoftalmia será aparente aproximadamente 1-2 semanas após a lesão, quando o edema tiver diminuído e a hemorragia tiver sido reabsorvida. Por conseguinte, a enoftalmia pode ocorrer imediatamente após o traumatismo devido a um grande defeito ósseo, no espaço de 1-2 semanas após a diminuição do inchaço, ou no espaço de semanas a meses devido a uma alteração na arquitetura dos tecidos moles, normalmente com um aumento do volume ósseo. O enoftalmo pós-traumático devido à perda do olho é uma situação especial. A perda do globo resulta num défice de 6,0-9,0 cc de tecido na órbita, que, quando substituído por um implante e uma prótese, contribui apenas com 3-6 cc de volume. Além disso, as órbitas anoftálmicas têm frequentemente uma atrofia contínua da gordura, o que resulta em enoftalmia adicional. O enoftalmo na cavidade anoftálmica pode manifestar-se principalmente como deformidade do sulco superior e pode também incluir pseudoptose e uma pálpebra inferior achatada, quase côncava.[53]

A reparação tardia do enoftalmo depende da anatomia da órbita que é apresentada ao cirurgião. Os ossos orbitais deslocados e os tecidos moles devem ser tratados em primeiro lugar. Se não for efectuada uma reparação primária de uma fratura orbitária, o procedimento cirúrgico inicial libertará os tecidos moles do osso circundante, seguido da reconstrução da integridade óssea da órbita. Isto pode exigir osteotomias para fracturas do rebordo que tenham sarado, especialmente no caso de uma fratura ZMC anterior. O posicionamento dos ossos na sua posição anatómica normal pode ser suficiente para tratar o enoftalmo. A posição axial dos globos deve ser avaliada no intra-operatório para determinar se existe enoftalmia clinicamente significativa. Se ainda houver enoftalmo, será necessário acrescentar volume orbital. Nos casos em que a enoftalmia traumática tardia está presente no contexto de uma reparação adequada ou de fracturas não deslocadas, deve ser feito um aumento orbital, em vez de qualquer outra manipulação óssea ou dos tecidos moles.[53]

Raskin e colegas relataram que a enoftalmia após fracturas orbitais blow-out está linearmente relacionada com a expansão volumétrica das órbitas fracturadas, com cada aumento de 1 cm^3 no volume a causar aproximadamente 0,47 mm de enoftalmia. Com base nos seus resultados, propuseram um algoritmo para facilitar a decisão clínica no tratamento das fracturas orbitárias. Os doentes com menos de 13% de expansão orbital são seleccionados para tratamento cirúrgico devido a défices de motilidade persistentes após um curso de 7 dias de terapia com esteróides, a menos que seja contraindicado. Os doentes com mais de 13% de expansão orbital são tratados cirurgicamente após tratamento pré-operatório com um ciclo de 5 dias de esteróides, antibióticos sistémicos e descongestionantes.[54]

Tessier, um pioneiro no campo da cirurgia craniofacial, documentou os princípios da correção do enoftalmo pós-traumático, incluindo: (1) dissecção subperiosteal completa para libertar o tecido periorbital dos fragmentos orbitais deslocados, (2) reposicionamento da estrutura orbital com osteotomias e (3) reconstrução das paredes e da estrutura com

enxertos ósseos. Para obter uma exposição adequada e a mobilização dos tecidos moles, tem sido defendida a dissecção subperiosteal circunferencial de 360 graus da órbita até ao cone orbitário através de incisões coronais e na pálpebra inferior, mas este conceito tem-se revelado desnecessário para corrigir a posição do globo, mesmo em casos de enoftalmia de longa data. De facto, isto pode agravar os problemas da posição do globo e da função visual. A dissecção intra-orbital só precisa de ser confinada à área de danos anteriores.[55]

GESTÃO DOS TELECANTOS

Uma causa de hipertelorismo orbital ou de aumento da largura interorbital é o telecanto traumático. Este telecanto traumático ocorre geralmente devido ao deslocamento ou descolamento do tendão cantal medial devido à fratura da órbita medial, especialmente em combinação com fracturas NOE. Verifica-se frequentemente uma cominuição da área NOE e um descolamento do tendão cantal medial do osso.[56]

Os doentes com distopias dos cantos apresentam frequentemente deformidade e/ou obstrução nasal, ou deformidades orbitais (por exemplo, enoftalmo). O exame físico demonstrará a lateralização do canto e o "arredondamento"; esta última aparência é causada por uma orientação mais vertical do membro cantal superior da pálpebra, ou uma combinação da orientação vertical dos membros superior e inferior. O canto pode ser lateralizado isoladamente, mas também é frequentemente posicionado inferiormente. Pode haver epífora devido a obstrução lacrimal, mas nem sempre é esse o caso. A palpação revela frequentemente uma plenitude óssea, devido à lateralização dos fragmentos da fratura. Este é um componente chave da deformidade, uma vez que contribui para a lateralização do canto e, sem correção, levará a uma medicalização inadequada do canto no momento da cirurgia correctiva. Uma pirâmide nasal achatada e alargada está comummente, mas não necessariamente, presente. Podem estar presentes deformidades orbitais, como enoftalmo, hipoftalmo e má posição das pálpebras. É importante reconhecer o ectrópio da pálpebra inferior ou mesmo o movimento restrito da pálpebra inferior devido a cicatrizes, uma vez que as restrições da pálpebra também podem limitar uma reconstrução cantal eficaz. Além disso, é importante verificar se a deformidade é unilateral ou bilateral, uma vez que a simetria é fundamental para a perceção de uma aparência normal.[56]

O tendão cantal medial (TCM) é o tecido mole fundamental na área naso-órbito-etmoidal (NOE), que suporta o canto, permite a correcta aposição entre a pálpebra e o globo e funciona como bomba lacrimal. A rutura pós-traumática do MCT, com telecanto, leva a deficiências estéticas e funcionais. O objetivo da cirurgia é restaurar a área cantal medial ao seu estado natural e estético com preservação da função, para reinserção ou reposicionamento do MCT que tenha sido avulsionado ou deslocado. Para o efeito, têm sido utilizadas várias técnicas, tais como fios transnasais, parafusos de titânio, miniplacas de titânio em cantilever a partir do nariz, sistemas de ancoragem disponíveis no mercado (como os da Mitek Inc., Westwood, Massachusetts), retalhos periosteais e tiras do tarso medial.[56]

A correção da deformidade requer uma dissecção e mobilização adequadas do MCT, exposição subperiosteal da órbita medial, identificação precisa da localização anatómica correcta para a colocação do tendão e fixação segura do tendão ao osso. A fiação transnasal tem sido um dos métodos mais utilizados para realizar a cantopexia medial. No entanto, é tecnicamente difícil e pode causar danos nas estruturas orbitais contralaterais. A fiação transnasal é realizada após exposição adequada via incisão coronal, e os cirurgiões precisam perfurar ou selecionar dois (para lesão unilateral) ou quatro orifícios (para lesão bilateral) na reconstrução da parede orbital medial, que deve estar de acordo com a posição onde o MCT normalmente se fixa. Depois que dois fios de calibre 28 são passados através dos orifícios selecionados, os fios formam uma ligação firme e são colocados na cavidade nasal para casos de lesão unilateral.[56] Kim *et al.* relataram uma fiação transnasal oblíqua que foi realizada por uma incisão de epicantoplastia em Y-V em vez da conhecida abordagem bicoronal clássica, o que poderia ajudar a minimizar a formação de cicatrizes inestéticas. A armadilha da técnica padrão de ligação transnasal é a perfuração dupla através dos ossos lacrimal e nasal, o que pode sujeitar os ossos a uma maior fragmentação e subsequente deslocação e recidiva do telecanto. A cantopexia com miniplaca e parafuso é um procedimento cirúrgico curto que proporciona um alinhamento preciso do TCM e uma melhor aparência simétrica no pós-operatório, com melhores resultados estéticos e funcionais. Sharma *et al.* conceberam uma técnica em que é utilizada uma placa de titânio com dois orifícios para este efeito. A placa é fixada ao osso nasal espesso, e o orifício inferior é mantido ao nível da crista lacrimal.[56]

As fracturas com segmentos ósseos deslocados podem causar lesão ou compressão externa do ducto nasolacrimal no seu canal ósseo. O edema grave e a equimose na fase pós-lesão podem mascarar estas características. Todas as fracturas devem ser reduzidas e fixadas internamente com uma meticulosa fixação interóssea, ligando os fragmentos e segmentos ósseos aos fragmentos adjacentes até se obter estabilidade mecânica. A fixação precoce das fracturas facilita a reparação e diminui a deformidade pós-tratamento. A DCR foi realizada pela primeira vez por Toti em 1904. O procedimento de Toti consistia em ressecar a parede medial do saco lacrimal, ressecar o osso da fossa lacrimal e da crista lacrimal anterior e fazer uma abertura no saco lacrimal. Uma quantidade significativa da mucosa nasal foi deixada para cobrir a periferia da osteotomia. A taxa de sucesso relatada com este procedimento foi de 10% a 50%.[57]

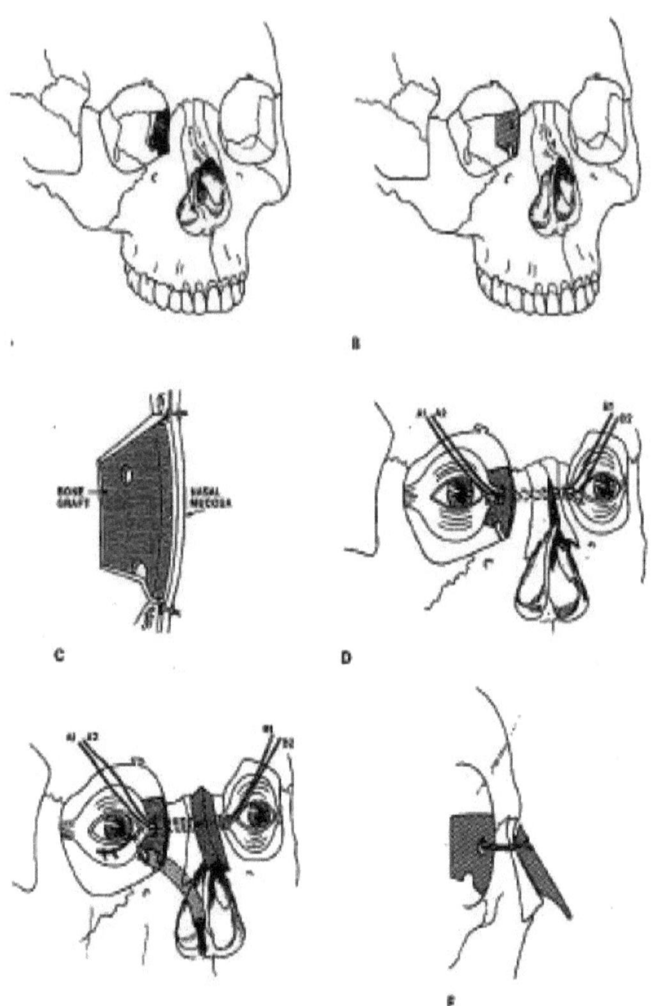

Fig. 37. Ilustração esquemática da cantopexia e da reconstrução orbital[58]

CAPÍTULO 6

PÓS-TRAUMÁTICO NASO-FRONTO-ETMOIDAL
DEFORMAÇÕES

DEFORMAÇÕES NASO-FRONTAIS

Neste grupo de lesões secundárias pós-traumáticas, a deformidade não se limita à região do chamado "pórtico" ou pirâmide nasal, mas envolve também a sua base, ou área de implantação no osso frontal, alterando assim a forma, tanto no aspeto lateral como frontal, do ângulo naso-frontal.

Patogénese

O grande grau de violência associado a estas lesões, e a sua concentração no ângulo fronto-nasal, resulta num aumento da gravidade das fracturas e da deslocação dos tecidos nesta área.

A região frontal, na porção mediana e para-nasal inferiormente, é assim envolvida e o calo secundário maluncionado que se forma nesta zona deforma o perfil no ângulo frontonasal.

Anatomicamente, a margem frontal do ângulo nasofrontal é constituída pela espinha nasal do osso frontal e pela parede anterior do seio frontal. Em relação ao traumatismo sofrido, uma deslocação da espinha nasal envolverá a secção média da parede inferior ou do pavimento do seio frontal.Em relação ao traumatismo sofrido, uma deslocação da espinha nasal envolverá a secção média da parede inferior ou do pavimento do seio frontal. Esta última fratura pode igualmente estender-se para a frente, envolvendo a parede anterior do seio, ou passar para trás, comunicando com a parede posterior[58]

Anatomia

A anatomia do seio frontal é uma das mais variáveis do complexo maxilofacial. O seio frontal é um conjunto de cavidades emparelhadas no osso frontal que comunicam com a cavidade nasal. Os seios frontais estão ausentes ao nascimento, tornam-se bem desenvolvidos aos 6 anos de idade e atingem o seu tamanho máximo por volta dos 12 a 16 anos, altura em que se desenvolvem como a extensão superior do seio etmoidal anterior. Aproximadamente 4% da população em geral tem seios frontais ausentes, e os aspectos esquerdo e direito do seio frontal são geralmente assimétricos. O seio frontal é geralmente separado por um septo ósseo e drena para o hiato semilunar do meato médio através dos ductos nasofrontais. A presença de um ducto nasofrontal bem definido também é variável, com uma incidência limitada a 15%, enquanto que na restante população o seio drena através de um grande orifício que se esvazia no recesso frontal. O tamanho típico de um seio frontal é de 3,5 x 2,5 x 1,5 cm, com variações significativas. O assoalho do seio frontal forma o teto da órbita, enquanto a parede posterior separa a fossa craniana anterior do seio. O suprimento de sangue arterial para o seio é fornecido pelas artérias supraorbitais, pela artéria oftálmica e pelas artérias etmoidais anteriores. A drenagem venosa é derivada das contrapartes arteriais, com drenagem adicional fornecida pelas veias diploicas e pelo seio sagital. A sensibilidade da área da testa é fornecida pelo nervo trigémeo, especificamente pelos nervos supraorbital e supratroclear do nervo oftálmico. O nervo supraorbital fornece sensação à pele da testa, estendendo-se para trás até à sutura lambdoidal do couro cabeludo e à conjuntiva. O revestimento epitelial do seio frontal é consistente com o epitélio respiratório. É composto por epitélio pseudo-estratificado ciliado e colunar com células caliciformes intercaladas. A mucina produzida pelas células caliciformes é efetivamente eliminada pelo fluxo ciliar através dos ductos nasofrontais.[59]

CLASSIFICAÇÃO DAS FRACTURAS[60]

Embora não exista uma classificação universalmente aceite das lesões do seio frontal, estas são caracterizadas pela localização, extensão da lesão, envolvimento do ducto nasofrontal e lesão concomitante da dura-máter.

Classificação de Raveh (1992): apresenta duas grandes categorias:

Tipo I, que consiste em fracturas fronto-naso-etmoidais e da parede orbital medial sem envolvimento da base do crânio,

Tipo II, que consiste em fracturas combinadas da base do crânio, fronto-naso-etmoidais e da parede orbital medial com compressão comum do nervo ótico Embora esta classificação tenha sido graduada de acordo com as lesões associadas nas proximidades, não detalha a fratura do FS em si, pelo que tem um efeito limitado nas opções de reparação

Classificação de Ioannides e Freihofer (1999): depende de uma descrição detalhada da fratura FS, sugerindo um tratamento para cada tipo

(a) Tipo IA: Fratura FS sem deslocamento com ducto nasofrontal intacto que necessita de observação

(b) Tipo IB: fratura deslocada do FS limitada à parte superior da parede anterior sem lesão do FSOT. Os fragmentos da fratura têm de ser explorados, reduzidos e fixados

(c) Tipo IC: Fratura do FS com perda óssea com FSOT intacto. É necessária uma exploração seguida de desbridamento, redução dos fragmentos e reconstrução dos defeitos duradouros (±enxertos ósseos)

(d) Tipo ID: a porção inferior da parede anterior do SF é fracturada com deslocamento do fragmento e/ou perda óssea e lesão do ducto nasofrontal. Os fragmentos são reduzidos sempre que possível, os defeitos são reconstruídos quando necessário e o ducto nasofrontal tem de ser gerido

(e) Tipo IE: toda a parede anterior está fracturada com lesão FSOT. Para o tratamento, é utilizada uma combinação das etapas cirúrgicas mencionadas

(f) Tipo IIA: as fracturas da parede posterior do FS sem deslocação ou fuga de líquido cefalorraquidiano (LCR) não são tratadas cirurgicamente

(g) Tipo IIB: existe uma fratura do FS da parede posterior com deslocamento de fragmentos menores e uma dura-máter intacta sem fuga de LCR. Os fragmentos deslocados podem ser removidos

(h) Tipo IIC: a parede posterior está fracturada com perda óssea e lesão da dura-máter. Os fragmentos menores são removidos; se houver danos no tecido cerebral e herniação, estes são cuidadosamente desbridados. Em seguida, as lacerações da dura-máter são reparadas por sutura ou enxertos, consoante o tamanho da laceração. A mucosa do seio é então completamente removida, e a cavidade do seio maxilar e o ducto nasofrontal são obliterados

(i) Tipo IID: existe uma perda óssea extensa num seio bem pneumatizado com uma dura-máter gravemente lesionada. O tecido cerebral herniado é removido, a dura-máter é reparada como no tipo IIC, a mucosa do SF é removida, o ducto é obliterado e o SF é cranializado.

(j) Tipo IIIA: todas as lesões de tipo I + fratura de tipo IIA ou tipo IIB. As lesões são tratadas com uma combinação de medidas anteriores

(k) Tipo IIIB: todas as lesões do tipo I + fratura do tipo IIC ou do tipo IID. As lesões são tratadas com obliteração ou cranialização do FS e os passos essenciais para a restauração da parede anterior do FS

(l) Tipo IV: lesões graves que envolvem as paredes anterior e posterior do FS, as órbitas, o nariz e o osso etmoide são tratadas como no tipo anterior + fixação e redução dos fragmentos e enxerto de ossos perdidos

Apesar de ser uma classificação pormenorizada, parece difícil a partir de múltiplas subcategorias e combinações, pelo que não pode ser facilmente popularizada.

Além disso, a avaliação endoscópica do FSOT não foi partilhada na classificação

Classificação de Gonty das fracturas do seio frontal (1997)

- Tipo 1 - fracturas da parede anterior.
1. Isolado na mesa anterior
2. Acompanhada de fracturas do rebordo supraorbital
3. Acompanhada de fracturas do complexo nasoetmoidal
- Tipo 2 - Fracturas da mesa anterior e posterior
1. Fracturas lineares
a. Transversal b. Vertical
2. Fracturas cominutivas
a. Envolvendo ambas as tabelas
b. Acompanhada de fracturas do complexo nasoetmoidal
• Tipo 3 - Fracturas da mesa posterior
• Tipo 4 - Fracturas cominutivas muito graves de toda a zona frontal, envolvendo a órbita, a base nasal e o etmoide
- Fratura do seio frontal "através de".

As fracturas mais comuns envolvem a combinação das mesas anterior e posterior com ou sem envolvimento do recesso frontal (cerca de 2/3), as fracturas isoladas da parede anterior representam aproximadamente 1/3 e as fracturas isoladas da mesa posterior são raras (<1%).

Classificação métrica de Torre *et al*. (2014): depende da deslocação métrica máxima do FS nas três dimensões em combinação com rinorreia do LCR e lesão do FSOT

(a) Tipo A: A fratura FS sem deslocamento necessita de observação
(b) Tipo B: fratura FS com deslocamento não superior a 2 mm
(c) Tipo C: fratura FS com deslocamento de 2-5 mm
(d) Tipo D: Fratura FS com deslocamento superior a 5 mm

Em seguida, cada tipo (de B a D) foi avaliado quanto a fracturas simultâneas, fuga de líquido cefalorraquidiano ou lesão nasofrontal.

Classificação de Vora e Gala (2015): separou as fracturas FS em cinco categorias principais:

(a) Tipo 1: fratura da parede anterior com cominação mínima sem fracturas concomitantes do rebordo orbital ou naso-órbito-etmoidal

(b) Tipo 2: fracturas cominutivas da parede anterior do FS com provável extensão ao rebordo orbital e/ou naso-órbito-etmoidal

(c) Tipo 3: fracturas FS da parede anterior e posterior sem deslocação significativa da mesa posterior ou lesão dural

(d) Tipo 4: fracturas FS da parede anterior e posterior com lesão dural e fuga de líquido cefalorraquidiano

(e) Tipo 5: Fracturas da parede anterior e posterior do FS com lesão dural, fuga de líquido cefalorraquidiano, perda de tecido ósseo ou mole e/ou rutura grave da fossa craniana anterior.

Classificação de Garg *et al.* (2015): tentou combinar a direção da fratura, os tipos de fratura, a idade do doente e a profundidade da extensão da base do crânio. Assim, as fraturas do FS foram divididas da seguinte forma:

Primeiro: as fracturas do osso frontal foram principalmente distinguidas como tendo uma trajetória não vertical ou vertical:

(a) Tipo 1: fracturas cominutivas FS sem trajetória vertical

Outros tipos têm uma trajetória vertical:

(b) Tipo 2: fracturas que incluem a órbita mas não o FS

(c) Tipo 3: fracturas que envolvem o osso frontal e o FS e não a órbita

(d) Tipo 4: fracturas que envolvem o FS e a órbita ipsilateral

(e) Tipo 5: as fracturas atravessam a linha média da face, envolvendo o FS e as órbitas bilateral ou contralateral.

Nas crianças sem SF, o esquema de classificação foi ligeiramente modificado da seguinte forma:

(a) Tipo 1: fratura não vertical através do osso frontal

(b) Tipo 2: fratura vertical apenas através da órbita

(c) Tipo 3: a fratura vertical atravessa o osso frontal e não a órbita

(d) Tipo 4: ausente devido ao facto de não existir um FS

(e) Tipo 5: a fratura vertical atravessa o osso frontal e envolve as órbitas bilateral ou contralateral.

Em segundo lugar, a profundidade da extensão da base do crânio também foi classificada para todas as fracturas

(a) Profundidade A: envolvimento do osso frontal sem extensão à base do crânio

(b) Profundidade B: as fracturas estendem-se para a fossa craniana anterior (placa cribriforme, fóvea etmoidal e teto da órbita)

(c) Profundidade C: as fracturas estendem-se à fossa craniana média (corpo do esfenoide, sela, sulco do quiasma ótico e canal carotídeo)

(d) Profundidade D: as fracturas envolvem a fossa craniana posterior (clivus, segmento petroso do canal carotídeo e osso temporal petromastóideo).[60]

DIAGNÓSTICO DE FRACTURA DO OSSO FRONTAL

Exame físico

Os achados sugestivos de FBF incluem sensibilidade, parestesia, abrasões na testa, lacerações, irregularidades de contorno e hematoma. As lacerações da testa devem ser examinadas em condições estéreis para avaliar a integridade do osso subjacente. Os ferimentos que atravessam o seio frontal têm uma morbilidade elevada, pelo que está indicado um tratamento cirúrgico imediato. Os doentes conscientes devem ser questionados sobre a presença de rinorreia aquosa ou gotejamento pós-nasal de sabor salgado, suspeitos de fuga de LCR. O líquido suspeito pode ser avaliado grosseiramente à beira do leito com um "teste do halo". O líquido sanguinolento é deixado escorrer para papel de filtro. Se o LCR estiver presente, difundir-se-á mais rapidamente do que o sangue e resultará numa auréola clara à volta do sangue. A glicose ou a в2-transferrina são os testes laboratoriais para confirmar uma fuga de LCR.[59]

O diagnóstico da fuga de líquido cefalorraquidiano pode ser efectuado clinicamente através do teste do anel, ou qualquer líquido sugestivo de líquido cefalorraquidiano pode ser enviado para análise. Em geral, o líquido do LCR tem uma concentração mais elevada de cloreto e uma concentração mais baixa de sódio do que a encontrada no soro. No entanto, os dois testes mais fiáveis para o diagnóstico de LCR são a beta-2-transferrina e as proteínas beta-traço. A beta2-transferrina é uma proteína produzida pela atividade da neuraminidase no cérebro, que se encontra apenas no LCR e na perilinfa. A proteína beta traço tem um valor preditivo mais elevado e o rácio entre o LCR e o soro da proteína beta traço é o mais elevado de todas as proteínas específicas do LCR. Por conseguinte, qualquer fluido com a presença de beta2-transferrina ou de proteína beta traço é confirmatório da presença de LCR.[59]

Exame radiológico As radiografias simples não caracterizam adequadamente as fracturas do FS. A tomografia computorizada (TC) é a norma de ouro para a avaliação das lesões FS. Os avanços no equipamento utilizado para a imagiologia por TC permitem atualmente produzir imagens reformatadas de qualidade muito elevada. Os doentes são examinados num plano axial, em posição supina, com TC em espiral de corte fino, criando um conjunto de dados que permite a geração de imagens de diagnóstico reformatadas e reconstruídas. Podem ser efectuadas reconstruções sagitais para avaliar o defeito da parede posterior. É de especial importância a avaliação do envolvimento e da gravidade do FSOT. Em alguns casos, pode ser observada uma obstrução grosseira do trato de saída (fragmentos de fratura no trato). A lesão do FSOT é fortemente sugerida quando a tomografia computadorizada demonstra o envolvimento da base do SF, do complexo etmoidal anterior ou de ambos. A fratura no pavimento do seio pode ser melhor observada com vistas sagitais e coronais, a lesão das células etmoidais anteriores com vistas coronais mais do que axiais, e a obstrução melhor com a vista coronal (ocasionalmente axial). Assim, o complexo do trato nasofrontal deve ser avaliado nos planos axial, coronal e sagital. Infelizmente, o envolvimento do FSOT nem sempre é facilmente discernível com imagens de TC. As reconstruções tridimensionais (3D) podem ajudar a visualizar a deformidade do contorno externo, bem como as lesões associadas do esqueleto facial.[61]

FUNDAMENTOS DO TRATAMENTO DAS FRACTURAS DO SEIO FRONTAL

Devido à sua posição anatómica e função fisiológica únicas, o seio é normalmente avaliado e gerido como uma entidade separada dentro do padrão global da fratura. Foram relatados efeitos adversos como sinusite aguda e crónica, mucocele, mucopiocele, osteomielite, meningite e abcesso cerebral após fracturas do seio frontal tratadas e não tratadas. Historicamente, acreditava-se que o risco de infeção após uma lesão do seio frontal era causado principalmente pela perturbação da drenagem do seio, levando à retenção de secreções que se tornam infectadas ou à formação de uma mucocele, ou ambas.

Uma mucocele é uma coleção de muco no interior do seio que aumenta gradualmente e destrói as paredes ósseas; é uma lesão expansiva. Uma minoria das mucoceles do seio frontal resulta de um traumatismo. A infeção em uma mucocele resulta em uma mucopiocele. A osteomielite localizada e as complicações intracranianas, como a meningite e os abcessos epidurais ou subdurais, também têm sido atribuídas ao seio frontal. O objetivo do tratamento da fratura do seio frontal é criar um seio seguro, restaurar o contorno facial e evitar complicações a curto e longo prazo.[62]

Complicações precoces - ocorrem nos primeiros 6 meses após a lesão:

- Sinusite frontal
- Meningite
- Abcesso intracraniano
- Empiema
- Trombose do seio cavernoso
- Lesões neurológicas concomitantes secundárias a traumatismo penetrante ou deslocação do osso frontal para o neurocrânio.
- Fuga de líquido cefalorraquidiano e fístulas
- Diplopia até à cegueira
- Limitação dos movimentos extra-oculares
- Lesão dos nervos supra-orbitais ou supratrocleares.

Complicações tardias - ocorrem 6 meses ou mais após a lesão inicial:

- Formação de mucocele/ mucopiocele
- Sinusite frontal tardia
- Abcesso cerebral secundário a uma infeção do seio frontal
- Defeitos do contorno frontal

O tratamento[62] das fracturas do seio frontal é complexo e por vezes controverso. As decisões de tratamento adequadas podem ser tomadas através da avaliação de 5 parâmetros anatómicos, que incluem a presença de:

- Uma fratura da mesa anterior
- Uma fratura da mesa posterior
- Uma fratura do recesso nasofrontal
- Uma laceração dural (fuga de líquido cefalorraquidiano)
- Cominuição de fracturas

As opções de tratamento incluem:

- Observação
- Fixação interna por redução aberta (ORIF)
- Obliteração
- Cranialização
- Ablação

Preparação pré-operatória

O plano cirúrgico é formulado após a realização de um exame clínico e radiográfico completo. Todos os doentes recebem tratamento antibiótico intravenoso com ceftriaxona e metronidazol durante 7 dias; nos doentes com fuga de líquido cefalorraquidiano, o tratamento é continuado durante 14 dias.[63]

ABORDAGENS CIRÚRGICAS AO OSSO FRONTAL[61]

Feridas traumáticas

Só em casos excepcionais é que uma ferida traumática existente pode ser utilizada para tratar uma fratura isolada da parede anterior do FS. Pode ser considerada em lesões limitadas sem envolvimento do FSOT e/ou do rebordo orbital medial, na ausência de outras lesões craniofaciais regionais associadas

Incisão coronal

O principal objetivo da abordagem coronal é evitar cicatrizes faciais visíveis. A incisão coronal segue mais ou menos o curso da sutura coronal do neurocrânio, que une o FB aos ossos parietais. Por conseguinte, na literatura, o termo *incisão bicoronal* frequentemente encontrado é um termo incorreto, porque existe apenas uma sutura coronal no crânio. O termo alternativo aceitável é *incisão bitemporal*. A extensão e o desenho da incisão dependem da área anatómica visada e do procedimento cirúrgico pretendido.

Um retalho coronal totalmente desenvolvido com extensões pré-auriculares ou pós-auriculares permite o acesso ao CE, arcos zigomáticos, corpos dos ossos zigomáticos, margens orbitais mediais, superiores e laterais e grande parte das paredes orbitais correspondentes, bem como aos ossos nasais. Através da extensão pré-auricular é possível abordar a articulação temporomandibular e o colo superior do processo condilar da mandíbula. A incisão coronal permite ainda a colheita de enxertos de osso calvário.

Existe um consenso geral de que não é necessário rapar o cabelo, no entanto, a depilação facilita o fecho da ferida. Em doentes do sexo feminino com cabelo comprido, que ficam compreensivelmente mais angustiadas com a perspetiva de rapar o cabelo, este pode ser dividido com um pente e entrançado. Em alternativa, é suficiente uma tira de pele rapada com 2 cm de largura. Nos doentes do sexo masculino que consentem, não há mal nenhum em rapar completamente o cabelo, o que torna a sutura do retalho muito mais confortável e o tratamento subsequente da ferida mais fácil e higiénico.[61]

1   Após a desinfeção adequada da pele e a colocação de um campo cirúrgico, a linha de incisão planeada é marcada com uma caneta cirúrgica.

2   . A linha de incisão vai de orelha a orelha ao longo do topo da cabeça, de forma reta, curvada anteriormente, sinusoidal ou em ziguezague.

3   A extensão inferior da incisão depende da região-alvo. Quando a exposição pretendida é limitada ao nível do globo auricular, é suficiente limitar a incisão ao nível da inserção superior da orelha.

4   A colocação da linha de incisão deve ter em consideração os futuros padrões de calvície nos homens e a migração anterior da cicatriz devido ao crescimento do crânio nas crianças pequenas.

5   . Não existe qualquer vantagem em colocar a incisão mais ventralmente, porque a extensão da exposição é dada pela extensão caudal da incisão: os pontos mais baixos definem o eixo em torno do qual o retalho irá rodar. Uma extensão dorsal suficiente também preservará o ramo profundo do nervo supraorbital e evitará a perda de sensibilidade por detrás de uma incisão demasiado anterior.

1. É desejável efetuar a incisão do couro cabeludo paralelamente aos folículos

pilosos. Evitar a transecção dos folículos pilosos evita a alopécia nos bordos da ferida.

7. A vascularização do couro cabeludo é muito rica e, devido à presença de septos fibrosos subcutâneos, os vasos abrem-se e sangram profusamente quando cortados. Para reduzir a hemorragia inicial e facilitar o estabelecimento do nível de dissecção adequado, a camada subgaleal é infiltrada com soro fisiológico ou anestésico local diluído com vasoconstritor (por exemplo, adrenalina 1:200 000).

8. A incisão começa no topo da cabeça e progride passo a passo latero-caudalmente para ambos os lados, parando a hemorragia após cada passo. A hemostase é conseguida principalmente através da compressão das margens da ferida com grampos de Raney, grampos de Tessier para o couro cabeludo ou suturas de seda entrelaçadas. O uso de electrocautério deve ser minimizado e apenas a coagulação bipolar deve ser utilizada para proteger os folículos capilares.

9. As três camadas superficiais do couro cabeludo (pele, camada subcutânea e aponeurótica galeal) constituem uma unidade funcional. A incisão penetra através destas camadas e pára imediatamente acima do pericrânio, no interior da quarta camada de tecido areolar frouxo (fáscia subgaleana). A dissecção no interior deste nível é inicialmente facilitada pela desminagem da linha de incisão com uma pinça hemostática.

10. Abaixo da linha temporal superior, a gálea continua como fáscia temporoparietal. A dissecção deve ser mantida abaixo desta fáscia, logo acima da fáscia temporal, que pode ser identificada como uma camada dura, branca e brilhante. Os ramos da artéria e da veia temporais superficiais são normalmente transectados aqui e têm de ser ligados ou cauterizados. Depois de todo o comprimento da incisão ter sido desenvolvido até à profundidade adequada, o couro cabeludo é puxado para a frente com um par de retractores em forma de pata de gato e o retalho é dissecado ainda mais por corte inverso com uma lâmina grande até poder ser virado do avesso.[61]

A dissecção anterior progride até o ponto em que a base do retalho dissecado até então faz um ângulo de 45° com os arcos zigomáticos. Os ramos temporal e zigomático do nervo facial deixam a glândula parótida e cruzam perto do periósteo do arco zigomático para a fáscia temporoparietal, 15-28 mm ventralmente ao meato acústico externo. Para os proteger, a dissecção posterior nas áreas temporais deve continuar sob a fáscia temporal. A fáscia temporal é incisada sobre a raiz do zigoma e a incisão progride primeiro através do folheto externo da fáscia, imediatamente acima da almofada adiposa temporal. Acima da linha de fusão da camada externa e profunda da fáscia temporal, a dissecção progride imediatamente acima das fibras do músculo temporal, ao longo da base do retalho em desenvolvimento, até à linha temporal superior. Nesta altura, é necessário considerar se será necessário um retalho pericraniano para reparação da fossa craniana anterior ou obliteração do seio. Se for esse o caso, o seu desenho deve ser incorporado na dissecção periosteal, em vez de cortar o periósteo diretamente através do osso frontal. Se o retalho pericraniano não for necessário, as incisões direita e esquerda na fáscia temporal são ligadas através da incisão do pericrânio entre elas. A dissecção para a frente do retalho coronal continua ao nível subpericraniano e depois ao nível subfascial sobre os músculos temporais e as almofadas adiposas temporais. A ligação entre o periósteo e a fáscia temporal na linha temporal superior está firmemente aderente ao osso subjacente e requer uma dissecção nítida, que é melhor efectuada por diatermia em modo de corte. Quando a dissecção atinge as margens da órbita, deve prestar-se especial atenção à identificação e libertação dos feixes neurovasculares supra-orbitais. Isto é fácil se apenas os entalhes supra-orbitais estiverem presentes. Se os feixes passarem por forames supra-orbitais, estes devem ser convertidos em entalhes através da ressecção das margens inferiores dos forames com um cinzel fino.[61]

O periósteo deve ser posteriormente elevado para além da margem orbital e dentro da cavidade orbital para permitir a retração livre do retalho. O ponto controverso da técnica descrita acima é a dissecção na área temporal. Se a dissecção prosseguir como descrito, compromete a inervação e a vascularização do coxim adiposo temporal. Pode levar a um esvaziamento temporal pós-operatório como consequência de uma atrofia da gordura. Por esta razão, alguns autores preferem manter a dissecção completamente acima da fáscia temporal, mas "mantendo a integridade da fáscia temporoparietal" para proteger os ramos do nervo facial. Para superar esse dilema entre comprometer o nervo facial ou o coxim adiposo temporal, *Luo et al.* descreveram recentemente uma técnica alternativa de dissecção: a abordagem supratemporal. A fáscia temporal foi incisada 5-6 cm acima do arco zigomático. O retalho era composto por pele, gordura subcutânea, fáscia temporoparietal, fáscia temporal e coxim adiposo temporal na superfície do músculo temporal.[61]

Incisões cutâneas alternativas A abordagem coronal do couro cabeludo proporciona uma excelente exposição do campo operatório e resulta numa cicatriz oculta. No entanto, também está associada a determinadas desvantagens e complicações. Estas incluem tempos de operação mais longos, aumento da perda de sangue, hematoma do couro cabeludo, infeção pós-operatória, uma cicatriz grande com alopecia associada, potencial lesão dos ramos do nervo facial com paresia do músculo frontal e ptose da fronte, lesão dos nervos auriculotemporal, supraorbital e supratroclear com dormência e parestesia, dor no couro cabeludo parietal, depressão da fossa temporal, irregularidades da cicatriz e ptose dos tecidos moles faciais. Na tentativa de evitar estes problemas, foram descritos diferentes métodos simplificados de acesso cirúrgico para o tratamento de fracturas do FS da mesa anterior não complicadas. Se a mesa posterior estiver envolvida, a técnica é contra-indicada. Além disso, a FSOT deve estar intacta. É fundamental uma seleção cuidadosa dos doentes. Pode ser feita uma pequena incisão na pele paralela à margem da sobrancelha para abordar a fratura. Muitas vezes é possível introduzir um pequeno elevador periosteal através do bordo inferior da fratura. Se tal não for possível, é criado um orifício de 5 mm perto ou no local da fratura. É introduzido um elevador periosteal estreito na FS e a fratura é reduzida com uma pressão cuidadosa. A abertura óssea pode ser utilizada para confirmar a redução adequada por via endoscópica. Uma técnica semelhante, com uma exposição mais ampla da fratura, utiliza uma incisão de blefaroplastia superior. Outra abordagem alternativa é a incisão através da prega da rítides frontal.[61]

Fracturas da mesa anterior

As fracturas da mesa anterior não deslocadas (1-2 mm) podem ser observadas com pouco risco de morbilidade a longo prazo. As fracturas com maior deslocamento (26 mm) apresentam pouco risco de formação de mucocele; no entanto, o risco de uma deformidade estética aumenta. Embora possa ser necessária uma reparação cirúrgica, uma abordagem coronal tradicional pode resultar numa deformidade iatrogénica (alopecia) mais grave do que a própria lesão.[64]

A redução endoscópica é um grande desafio devido às variações extremas da resistência interfragmentária entre os fragmentos ósseos. Se a resistência interfragmentária for demasiado elevada, a fratura não pode ser reduzida; se for demasiado baixa, os fragmentos não ficarão no lugar sem a aplicação de hardware. Isto evita a necessidade de uma incisão coronal e também permite ao doente avaliar o grau de deformidade após a resolução de todo o edema facial. O doente pode então tomar uma decisão informada sobre se deseja uma intervenção cirúrgica. As fracturas mais complexas da mesa anterior com depressão acentuada podem exigir uma redução aberta ou, em raras ocasiões, a obliteração.[64]

Fracturas da mesa posterior

O algoritmo de tratamento para fracturas da mesa posterior é complexo devido ao risco de fuga de LCR, meningite e formação de mucocele. Se a mesa posterior estiver minimamente deslocada (menos de uma largura da mesa) e não houver fuga de LCR, o doente pode ser observado. Se estiver presente uma fuga de LCR, é indicada uma semana de observação; aproximadamente 50% resolver-se-á espontaneamente. Se a fuga for persistente, está indicada a redução aberta, a reparação da fuga e a obliteração do seio. As fracturas com deslocamento posterior significativo da mesa (superior a 1 largura da mesa), sem fuga de líquido cefalorraquidiano e com ligeira cominuição devem ser tratadas com obliteração do seio. As lesões mais graves são as que apresentam uma fuga franca de LCR e cominuição moderada a grave. Nestes casos, está indicada a obliteração do seio. Se a lesão resultar no rompimento de mais de 25% a 30% da mesa posterior, deve ser considerada a cranialização do seio.[64]

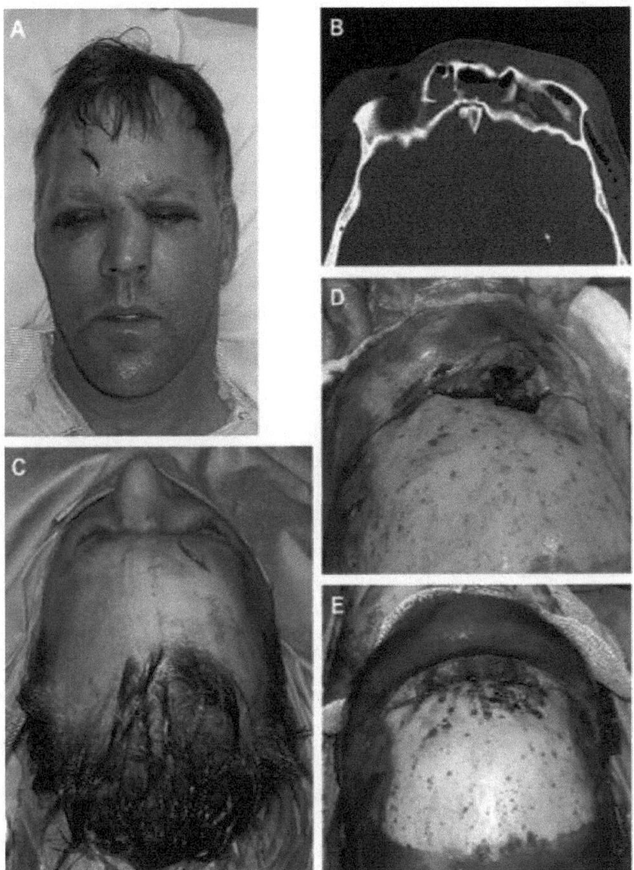

Fig. 38. Redução aberta e fixação com incisão coronal61

Redução aberta
A abordagem cirúrgica é geralmente efectuada através de uma incisão coronal ou, em alternativa, através de lacerações existentes, se o acesso for adequado. Após a exposição completa da fratura, é necessário remover fragmentos da parede anterior do seio para obter um acesso desobstruído e poder avaliar a integridade da parede posterior do seio, do FSOT e da mucosa do seio. Em caso de fratura cominutiva com múltiplos fragmentos, estes podem ser levantados utilizando um elevador periosteal ou um pequeno gancho para osso.[61]
A redução de fracturas não cominutivas e comprimidas pode ser um desafio. Quando a superfície convexa do osso frontal é fracturada, passa por uma fase de compressão antes de se tornar côncava. A redução da fratura requer força suficiente para puxar os fragmentos ósseos de volta através da fase de compressão. Pode ser necessário remover osso da linha de fratura com uma broca de corte e alargá-la para ganhar espaço suficiente e aliviar a pressão para

levantar o fragmento impactado. Pode ser útil colocar um parafuso no segmento deprimido, agarrá-lo com um hemostato pesado e puxar para cima - técnica semelhante à utilização do parafuso de Carrol-Girard para a redução do zigoma. É importante registar a orientação dos fragmentos removidos para evitar confusão durante a remontagem. Colocar os fragmentos sobre um desenho da fratura ajudará a manter a orientação anatómica de cada fragmento. A mucosa do seio danificada ou doente deve ser removida, bem como a mucosa que cobre os fragmentos mobilizados, mas a mucosa intacta deve ser deixada intacta. A FSOT pode ser avaliada visualmente e, se houver dúvidas quanto à sua permeabilidade, pode ser testada através da aplicação de fluresceína ou azul de metileno diluído, seguida de inspeção do conteúdo nasal. Qualquer suspeita de bloqueio do FSOT, evidenciada por estudos imagiológicos pré-operatórios ou por inspeção e testes intra-operatórios, justifica o tratamento por obliteração do seio.[61]

A preservação do seio com reconstrução do ducto com a ajuda de um tubo de drenagem ou stent foi tentada no passado. Infelizmente, a taxa de estenose do ducto após a remoção do stent pode atingir os 30%. Recentemente, tem-se verificado uma tendência para preservar e reconstruir os seios nasais, apesar das lesões de FSOT, com a ajuda da cirurgia endoscópica dos seios nasais (ESS). O passo final é a remontagem dos fragmentos e a reconstrução da parede anterior do seio utilizando microplacas ou miniplacas. Pequenas lacunas (4 a 10 mm) podem ser reconstruídas com malha de titânio.[61]

Trefinação do seio frontal

A trefinação e a avaliação endoscópica do seio frontal podem ser úteis para avaliar o recesso frontal e a extensão de qualquer lesão da mesa posterior. Após a infiltração de anestesia local, é efectuada uma incisão cutânea de 1,0 a 1,5 cm a meio caminho entre o canto medial e a glabela, aproximadamente 1 cm abaixo da testa. A incisão fica melhor escondida se for colocada inferior e profundamente à curva da testa. Pode ser acrescentada uma pequena incisão de relaxamento em forma de "V" para reduzir o risco de contratura cicatricial e de formação de teias. O pedículo neurovascular supratroclear está localizado profundamente ao aspeto medial da sobrancelha e deve ser protegido enquanto a dissecção é efectuada através do periósteo.

A incisão não deve ser efectuada no interior da própria sobrancelha. Isto aumenta o risco para o pedículo neurovascular supratroclear e pode resultar em lesão dos folículos pilosos, conduzindo a uma deformidade óbvia. Pode ser utilizada uma dissecção afiada para expor o osso. A localização do seio frontal é confirmada na TAC (ou com navegação) e é utilizada uma pequena broca de corte para abrir uma sinusotomia frontal de 4 a 5 mm aproximadamente 1 cm medial e inferior à testa medial. A mucosa é incisada com nitidez e o seio pode ser aspirado sem sangue ou muco. A mesa posterior e o recesso nasofrontal podem ser examinados com um endoscópio de 0° e/ou 30° para detetar qualquer evidência de laceração da mucosa ou hematoma. A manobra de valsalva pode ajudar no diagnóstico de uma fuga de líquido cefalorraquidiano. Em raras ocasiões, pode também ser utilizado um broncoscópio pediátrico flexível para visualizar os aspectos laterais do seio frontal. Outros métodos incluem a instilação de azul de metileno ou fluoresceína no recesso frontal para avaliar a permeabilidade à cavidade nasal. Infelizmente, isto não exclui a presença de uma fratura ou avalia o risco a longo prazo de estenose do recesso frontal. O autor não tem conhecimento de estudos que confirmem a eficácia desta técnica. Uma vez terminado o exame, a pele e os tecidos moles são fechados meticulosamente por camadas.

Reparação endoscópica da mesa anterior[64]

Esta técnica limita-se a fracturas isoladas do seio frontal da mesa anterior. A reparação é geralmente efectuada 2 a 4 meses após a lesão, quando todo o inchaço da testa tiver desaparecido e puder ser feita uma avaliação precisa de qualquer deformidade estética. Nem todas as fracturas da mesa anterior são apropriadas para esta técnica. As lesões com cominuição grave e lesão acentuada da mucosa podem exigir redução aberta ou mesmo obliteração. As fracturas que se estendem inferiormente sobre o rebordo orbital podem ser difíceis de visualizar endoscopicamente e podem também exigir uma reparação aberta. Se o doente for observado de forma aguda, deve ser explicado o raciocínio e as indicações para uma reparação tardia (ou seja, observação para confirmar a presença de uma deformidade estética e o facto de uma reparação endoscópica poder evitar uma incisão coronal). Deve ser explicado ao paciente que uma redução aberta tradicional não pode ser realizada secundariamente.[64]

A técnica cirúrgica é semelhante a um lifting de sobrancelhas. Uma incisão de trabalho parassagital de 3 a 5 cm deve ser colocada acima da fratura, 3 cm atrás da linha do cabelo, e levada através do periósteo até ao osso. Deve-se ter cuidado para evitar traumas excessivos nos folículos pilosos. Devem ser utilizados agentes vasoconstritores locais e, se possível, deve ser evitado o uso de electrocautério. O comprimento da incisão deve ser reduzido ao mínimo, mas isso varia consoante o tamanho da fratura e do implante a inserir. Uma incisão "endoscópica" subperiosteal de 1 a 2 cm é então colocada à mesma altura, 4 a 6 cm medialmente à incisão de trabalho. Em doentes com uma testa proeminente ou uma linha de cabelo recuada, as incisões podem ter de ser colocadas mais perto da linha do cabelo para permitir a visualização em torno da curvatura da testa. Utilizando instrumentos endoscópicos de elevação da sobrancelha e palpação externa, é efectuada uma dissecção subperiosteal dirigida até ao nível da fratura. É introduzido um endoscópio de 4,0 mm e 30 graus (com bainha rígida e câmara) através da incisão do endoscópio para visualizar a cavidade ótica. Recomenda-se a utilização de uma proteção grande da bainha para manter uma cavidade ótica generosa. Sob visualização direta, o periósteo é então cuidadosamente elevado sobre o defeito utilizando um elevador de sobrancelhas endoscópico. Os pedículos neurovasculares supra-orbitais e supratrocleares podem ser visíveis no rebordo orbital. Deve-se ter cuidado para evitar tração excessiva, que pode resultar em parestesia pós-operatória.[64]

A dissecção é geralmente fácil e há pouco risco de entrada no seio, uma vez que a fratura está cicatrizada. Uma vez visualizados os limites da fratura, é cortada uma folha de polietileno poroso com 0,85 mm de espessura para se aproximar do defeito. O bordo superior é então marcado com uma caneta para manter a orientação endoscópica durante a inserção. O implante é inserido através da incisão de trabalho e manipulado interna (com instrumentos) e externamente (com os dedos) acima do defeito. Assim que o implante estiver colocado sobre a fratura, o tamanho e a forma são avaliados e o implante é removido para ser aparado e refinado. O processo é repetido até que o diâmetro do implante seja aproximadamente 2,0 a 3,0 mm maior do que o defeito.[64]

Além disso, é efectuada a sutura de duas a três camadas de folhas de polietileno numa forma de pirâmide invertida para preencher com maior precisão os defeitos mais profundos. Depois de o implante estar adequadamente moldado, é passada uma agulha de calibre 25 através da pele sobre a fratura e visualizada endoscopicamente para determinar o melhor local para uma incisão percutânea e colocação do parafuso. A colocação ideal da incisão permitirá a colocação de parafusos em ambos os lados do implante através de uma única incisão. Os implantes maiores podem necessitar de duas incisões. Uma vez determinado o local apropriado, é utilizada uma lâmina #11 para efetuar uma incisão de 2 mm, que atravessa o implante. Um parafuso auto-perfurante de 1,7 mm (comprimento 4-7 mm) é passado através da incisão, através do bordo do implante e no osso estável periférico ao bordo da fratura. O parafuso deve estar bem fixo à chave de parafusos para evitar que se desloque ao passar pelo tecido mole. O parafuso deve ser colocado a pelo menos 1,0 mm de distância do bordo do implante, caso contrário pode rasgar-se. Se o implante permanecer instável após o primeiro parafuso, é colocado um segundo parafuso no lado contralateral. As incisões no couro cabeludo são então fechadas em camadas e é aplicado um penso de pressão.[64]

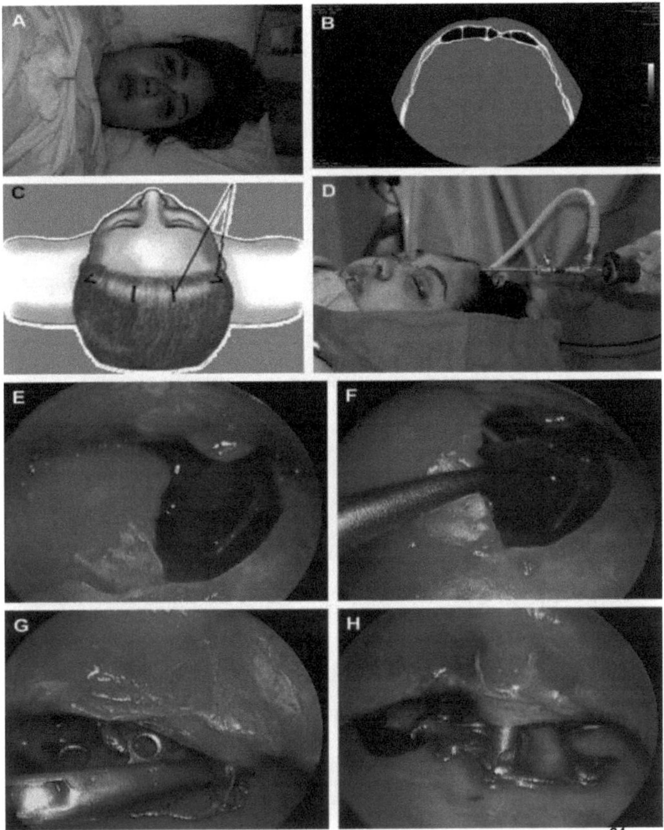

Fig. 39. Abordagem endoscópica para reparação do seio frontal[64]

Obliteração

A obliteração envolve a eliminação da cavidade do seio frontal, mantendo as mesas anterior e posterior. Os princípios mais importantes para uma obliteração bem sucedida incluem a remoção meticulosa de toda a mucosa visível, a remoção do córtex interno da parede do seio e a oclusão permanente do ducto frontonasal. O seio frontal é tratado como uma cavidade isolada, impedindo qualquer potencial crescimento da mucosa a partir do epitélio nasal. A operação osteoplástica é geralmente efectuada através de uma incisão coronal, mas, por vezes, pode ser realizada através de lacerações existentes na testa. Deve ter-se o cuidado de colocar a incisão bem dentro da linha do cabelo nos indivíduos com alopécia ou calvície de padrão masculino. Nos homens calvos ou com calvície, podem ser utilizadas incisões alternativas, como a incisão "asa de gaivota" ou "céu aberto", ou outras abordagens da testa. No entanto, em geral, estas incisões resultam numa estética muito fraca e a sua utilização é altamente desaconselhada. A dissecção da incisão coronal é realizada num plano subgaleal e tem-se o cuidado de desenvolver um retalho pericraniano robusto, com base anterior, para revestir a base anterior do crânio ou tapar o ducto nasofrontal. A extensão do seio frontal é estimada por exame direto ou "sondagem" das paredes do seio com um instrumento. A mesa anterior é completamente removida, expondo a cavidade sinusal subjacente e permitindo o acesso desimpedido a todos os aspectos das paredes do seio. O revestimento mucoso do seio frontal e o septo intersinusal são removidos com uma broca rotativa sob ampliação de lupa ou microscópio cirúrgico. O ducto ou recesso frontonasal é ocluído com o retalho pericraniano pediculado, que é rodado para o interior do seio. O resto do seio é preenchido com gordura autóloga ou outro material autólogo ou aloplástico.[65]

Biomateriais para Obliteração do Seio Frontal Estão disponíveis vários materiais autógenos e aloplásticos para utilização como material de preenchimento na obliteração do seio frontal. O volume de material necessário é muito variável, com uma média de cerca de 35 a 40 cm^3 , mas nalguns casos chega a ser necessário 200 cm^3 . Embora cada material tenha as suas próprias vantagens e desvantagens, os enxertos autógenos são preferíveis aos materiais alogénicos devido à sua extensa história clínica e aos resultados favoráveis do tratamento a longo prazo.

Gordura autógena

A gordura autógena é atualmente o material mais utilizado e mais adequado para a obliteração do seio frontal. As vantagens dos enxertos de gordura incluem a facilidade de colheita, a mínima morbilidade da zona dadora, o amplo volume disponível e as características de manuseamento favoráveis. As desvantagens residem principalmente na necessidade de um local doador. Estudos histológicos demonstraram viabilidade previsível do enxerto com núcleos proeminentes e crescimento vascular. Clinicamente, a gordura cumpre os requisitos anatómicos e fisiológicos para a obliteração do seio, mantendo uma barreira entre a cavidade nasal e o neurocrânio, impedindo assim o fluxo retrógrado de micróbios.[65]

Músculo autógeno

O músculo temporal não pediculado tem sido defendido por vários neurocirurgiões como uma fonte de material autógeno para a obliteração do seio. Ele tem a vantagem de estar localizado dentro do campo operatório, tornando a coleta conveniente, e o volume disponível é mais do que adequado. A desvantagem, no entanto, é que o enxerto não vascularizado sofre necrose de liquefação e eventual substituição por tecido fibroso. Além disso, a morbidade da área doadora, incluindo oclusão temporal e trismo, é inaceitável, tornando essa técnica uma má escolha para uso na obliteração do seio frontal.[65]

Osso autógeno

Dickenson descreveu pela primeira vez o uso de osso autógeno para obliteração do seio frontal em 1969. Desde então, os enxertos de osso esponjoso, mais frequentemente colhidos do ílio, têm sido amplamente utilizados como material de preenchimento. Donald e Ettin demonstraram que, quando há perda ou cominuição das paredes do seio, os enxertos adiposos são menos fiáveis do que os enxertos ósseos, devido à perda de volume do enxerto adiposo, ao crescimento da mucosa e à formação de mucocele. Os enxertos de osso esponjoso promovem a reossificação tanto a partir da periferia do defeito como centralmente; por conseguinte, não necessitam de paredes ósseas intactas e conseguirão a reossificação numa cavidade óssea. Outra vantagem dos enxertos de osso esponjoso para a obliteração é a sua capacidade de proliferar e induzir a formação óssea para além das margens do enxerto original e preencher o espaço morto residual através da osteogénese. Outra vantagem do osso esponjoso em relação ao tecido adiposo para a obliteração é o facto de ser mais fácil distinguir radiograficamente entre reabsorção, infeção e formação de mucocele. A maior desvantagem do uso de enxertos de osso esponjoso para reconstrução e obliteração reside na potencial morbidade do local doador. Esta pode ser reduzida na colheita de enxerto ósseo da crista ilíaca anterior, limitando a dissecção do músculo ilíaco no aspeto medial do ílio.[65]

Materiais aloplásticos

Cimento ósseo de hidroxiapatite

O cimento de hidroxiapatite disponível comercialmente (BoneSource, Stryker Leibinger, Dallas, Texas) é uma preparação de fosfato de cálcio não cerâmico que tem sido defendida por alguns investigadores para utilização em várias aplicações de cirurgia craniomaxilofacial. Tem propriedades osteocondutoras, pode ser contornado a um defeito, adere ao osso adjacente, tem a capacidade de resistir ao crescimento da mucosa, é resistente à infeção e é gradualmente substituído por osso nativo sem perda de volume. Atualmente, está aprovado para utilização pela Food and Drug Administration (FDA) para a reparação de defeitos cranianos e para o aumento do esqueleto craniofacial, e tem um excelente historial de sucesso em aplicações de moldagem do crânio. No entanto, a utilização de cimento de hidroxiapatite no seio frontal não é recomendada. Vários investigadores descreveram problemas significativos relacionados com a falha do material quando este produto está em contacto com sangue, LCR ou outras condições de humidade, tais como as encontradas nos seios paranasais. Para além disso, a remoção do material degradado é consideravelmente problemática.[65]

Cimento ósseo de fosfato de cálcio

O cimento de fosfato de cálcio carbonatado (Norion CRS, Norion Corporation, Cupertino, Califórnia) difere do cimento de hidroxiapatite pelo facto de ser mais solúvel a pH baixo, o que facilita a reabsorção e a substituição final por osso Embora semelhante em estrutura química à hidroxiapatite, a substituição de um grupo hidroxilo por carbonato torna-o mais semelhante ao osso autógeno. O cimento tem características osteocondutoras e sofre um processo de remodelação semelhante ao do osso cortical e esponjoso. O material é fabricado sob a forma de pó que é misturado com solução de fosfato de sódio para produzir uma pasta injetável que tem um tempo de trabalho de aproximadamente 5 minutos antes de endurecer. Embora as suas características de manuseamento o tornem um material aloplástico ideal, é particularmente propenso à degradação e a reacções crónicas de corpos estranhos quando colocado diretamente sobre a dura-máter. Embora seja adequado para aplicações de cranioplastia, a sua utilização no seio frontal não é recomendada[65]

Ionómeros de vidro

O cimento de ionómero de vidro é um compósito de polímero de vidro híbrido constituído por partículas de vidro inorgânico numa matriz de hidrogel insolúvel e ligado por ligações cruzadas iónicas, pontes de hidrogénio e emaranhados de cadeias. O cimento de ionómero de vidro tem uma série de vantagens em relação aos cimentos ósseos acrílicos. Estas vantagens incluem a ausência de uma reação exotérmica, a ausência de monómero e a melhor libertação dos agentes terapêuticos incorporados. Em comparação com a hidroxiapatite, o cimento de ionómero de vidro resulta num melhor preenchimento ósseo dos defeitos, num tempo de cicatrização mais rápido e numa oclusão mais rápida do defeito ósseo frontal. O destino histológico do material quando colocado no seio frontal é principalmente o da proliferação de tecido fibro-conectivo e não o da formação de novo osso. Os cimentos de ionómero de vidro são atualmente o único aloplast comercialmente disponível recomendado para utilização na obliteração do seio frontal, não tendo sido relatados efeitos adversos, tais como reabsorção, inflamação ou reacções de corpo estranho, em estudos clínicos ou experimentais. Embora tenham sido obtidos resultados favoráveis a curto prazo (menos de 5 anos), o destino a longo prazo destes materiais quando colocados no seio frontal não é conhecido. Entre os materiais de obliteração disponíveis para utilização no seio frontal, os materiais autógenos, como a gordura abdominal, continuam a ser os mais previsíveis e os menos vulneráveis à morbilidade.[65]

Cranialização

A cranialização do seio frontal foi descrita pela primeira vez em 1978 por Donald e Bernstein. A descrição original consistia na remoção da parede posterior do seio frontal, na remoção meticulosa da mucosa do seio frontal e na permissão para que a dura-máter do lobo frontal se apoiasse na mesa anterior e no assoalho do seio frontal. Os objectivos deste procedimento são a extirpação de toda a mucosa do seio e a separação completa da cavidade intracraniana do trato nasossinusal abaixo. Convencionalmente, a área originalmente ocupada pelo seio frontal é deixada como espaço morto ou preenchida com tecido adiposo livre. Os retalhos pericranianos (PC) baseados na vasculatura supraorbital e supratroclear foram usados anteriormente com sucesso significativo para a separação dos espaços intracranianos e extracranianos após grandes esforços de reconstrução na cabeça, pescoço e base anterior do crânio. Mais recentemente, surgiram relatos defendendo o uso do retalho de PC para operações avançadas do seio frontal, embora essas descrições tenham se concentrado quase exclusivamente no uso do retalho de PC na obliteração do seio frontal. Embora a obliteração do seio frontal também exija a remoção da mucosa do seio e a separação da abóbada nasal, a proteção do conteúdo intracraniano exposto é uma questão crítica encontrada apenas durante a cranialização.[66]

Técnica operatória

Com a utilização de uma incisão bicoronal padrão, um retalho cutâneo convencional é dissecado anteriormente no plano subgaleal até ao nível dos rebordos orbitais supra-orbitais para expor adequadamente o osso frontal. Uma vez desenhado o retalho cutâneo de base anterior, os seus bordos são incisados nitidamente utilizando as linhas temporais superiores como limites laterais de dissecção. A borda posterior do retalho é incisada na região do vértex para proporcionar um comprimento adequado do retalho. O retalho é então suavemente elevado da calvária subjacente utilizando um elevador periosteal de posterior para anterior. É então efectuada uma craniotomia frontal que se estende até à porção superior do seio frontal, o que permite a exposição da mesa posterior do seio frontal, bem como do interior do seio. A dura-máter, o conteúdo intracraniano e a mesa posterior do seio frontal são cuidadosamente examinados quanto a lesões. O tecido necrótico e o material estranho são desbridados. Com o uso de uma broca ou rongeur, a parede posterior rompida do seio frontal é então completamente removida, nivelada com o assoalho da fossa craniana anterior. As septações ósseas no interior do seio também são removidas.[66]

Em seguida, a mucosa do seio frontal é meticulosamente removida e o interior do seio é cuidadosamente perfurado. A mucosa no óstio do seio frontal é invertida e empurrada inferiormente para a cavidade nasal, e a região superior da via de saída do seio frontal (anteriormente referida como ducto nasofrontal) é tapada com fáscia ou músculo temporoparietal e fixada com cola de fibrina. Os defeitos da mesa anterior do osso frontal e da dura-máter do lobo frontal são reparados. Depois de a mucosa ter sido totalmente removida e de a comunicação com a cavidade nasossinusal ter sido abolida, o retalho de PC é colocado sobre a parede anterior e o pavimento do seio frontal desnudados, bem como sobre o pavimento da fossa craniana anterior exposto para cobrir quaisquer defeitos ósseos.[66]

Uma vez que o retalho é colocado posteriormente sob o aspeto inferior dos lobos frontais retraídos, reflecte-se superiormente para que repouse sobre a dura-máter do lobo frontal anterior. Esta dobragem do retalho sobre si próprio proporciona uma camada adicional de cobertura do retalho entre a dura-máter do lobo frontal e o osso frontal anterior danificado. O retalho é fixado no local com suturas de fixação dural e cola de fibrina. À medida que o osso frontal é recolocado na sua posição original, a região anterior da craniotomia é perfurada para baixo (cerca de 3 mm) para garantir que os seus bordos são lisos e que não há impacto no retalho de PC, que entra na cavidade intracraniana neste local. Finalmente, a ferida cutânea é fechada em várias camadas sobre um dreno de sucção fechado, se desejado.[66]

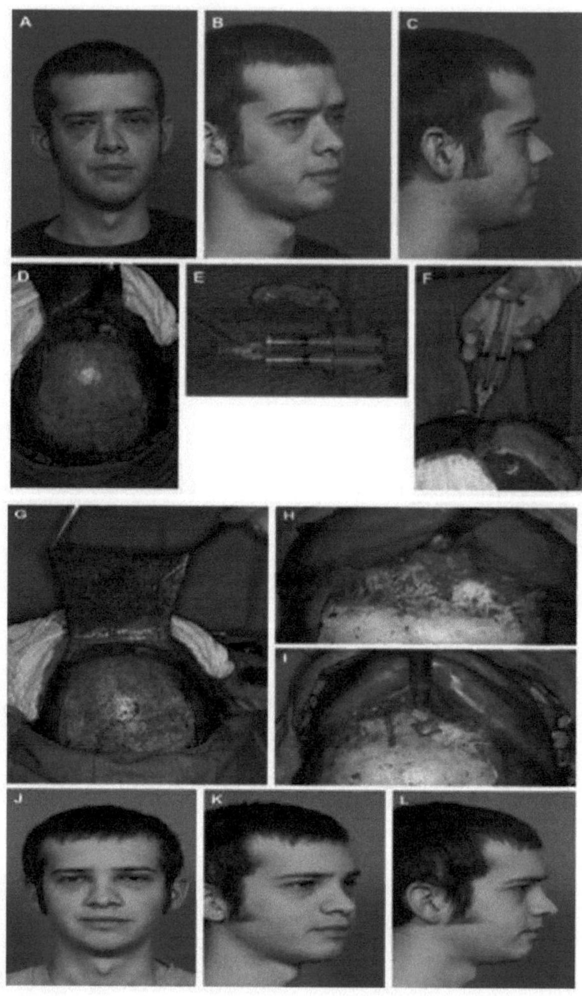

**Fig. 40. Enxerto de gordura abdominal utilizado para obliterar o seio frontal ao longo de
Com retalho** pericraniano65

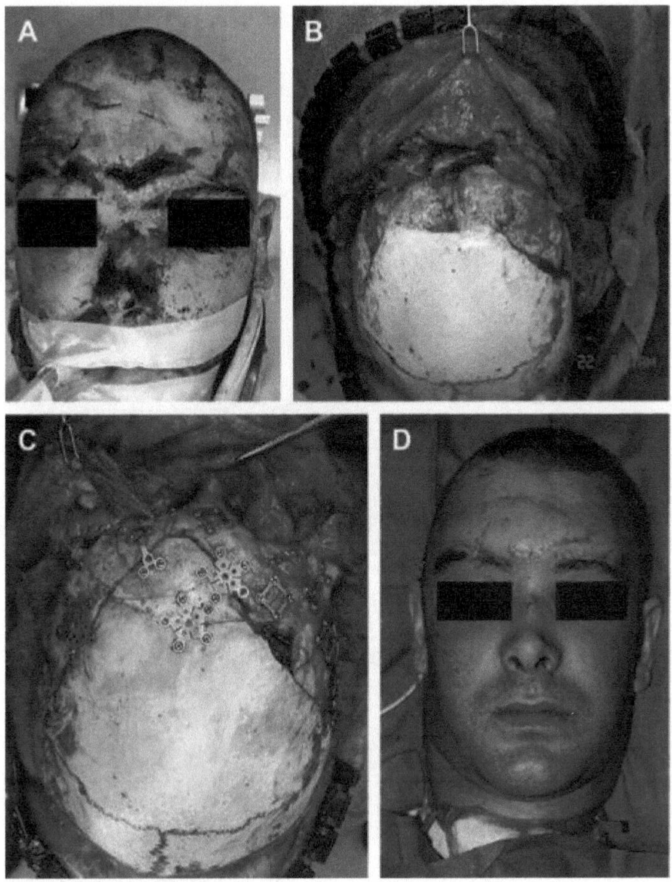

Fig. 41. Cranialização do seio frontal66

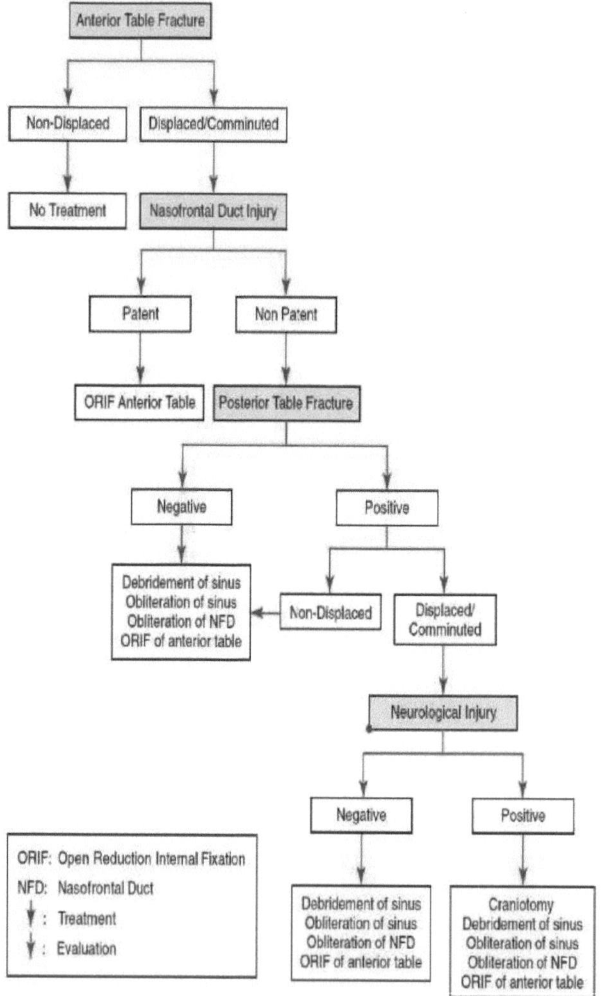

Fig. 42. Algoritmo para o tratamento da fratura do seio frontal[64]

Complicações

As complicações precoces ocorrem nas primeiras semanas após a cirurgia. Hemorragia intracraniana, pneumoencéfalo, contusão cerebral e aumento da pressão intracraniana estão associados a fracturas do seio frontal, mas são relativamente raros. Podem ocorrer deformações do contorno, particularmente quando o tratamento tem sido apenas a observação. As parestesias nas distribuições supratroclear e supraorbital são geralmente transitórias, mas têm uma incidência a longo prazo de disestesia permanente de 5%. As fugas de LCR são problemáticas na presença de lesão intracraniana. A rinorreia pós-operatória do LCR é geralmente secundária a uma fratura da placa cribriforme ou a outra fratura basilar do crânio. Na maioria dos casos, está indicado um tratamento conservador. A meningite pode ocorrer em doentes com fratura do seio frontal e pode não estar associada a uma fuga ativa de LCR. Como estes doentes podem estar neurologicamente comprometidos devido a um traumatismo craniano, são particularmente susceptíveis às consequências da meningite.[67]

A atenção deve ser direccionada para os doentes no pós-operatório, procurando sinais de febre, hipotensão, alterações do estado mental ou rigidez do pescoço. A utilização de antibióticos de largo espetro com boa penetração no LCR é um primeiro passo essencial. Os antibióticos devem ser ajustados de acordo com os resultados das culturas do LCR. As mucoceles ou mucopiocele são complicações a longo prazo de fracturas não tratadas ou do não reconhecimento da obstrução do ducto frontonasal. O mau funcionamento do seio prossegue através de um curso indolente e apresenta-se muitos anos após o tratamento inicial da lesão do seio frontal. O curso natural de uma mucocele é uma expansão lenta e insidiosa após a lesão inicial. As mucoceles causam erosão óssea progressiva e são capazes de envolver o seio, a órbita e o crânio. Como as mucoceles são de crescimento lento e produzem poucos sintomas, elas se apresentam tardiamente em seu desenvolvimento, somente após a invasão orbital ou craniana já ter ocorrido.[67]

As queixas mais frequentes são cefaleias frontais, drenagem purulenta nasal, sensibilidade do seio frontal e inchaço flutuante da testa. O envolvimento secundário da órbita cria distúrbios visuais, distopia orbital e disfunção ocular. As sequelas do sistema nervoso central podem apresentar-se com sinais e sintomas clínicos mais graves, como convulsões, cefaleias, fotofobia e rigidez nucal. A remoção completa da mucocele e a reconstrução da abóbada craniana ou da órbita e cavidade nasal é o método de tratamento de escolha. A osteomielite do osso frontal é uma complicação rara e ocorre principalmente em fracturas do seio frontal, quando foi implantado material aloplástico que, subsequentemente, se torna secundariamente infetado. A osteomielite requer a excisão completa do osso frontal afetado, o tratamento com antibióticos a longo prazo e a reconstrução subsequente do osso frontal após a resolução da infeção.[67]

LESÕES NASO-FRONTO-ETMOIDAIS

As fracturas que envolvem a região naso-órbito-etmoidal (NOE) são das mais complexas, quer do ponto de vista diagnóstico, quer do ponto de vista terapêutico. Markowitz et al definiram o padrão de lesão em relação à inserção do tendão cantal medial e à fragmentação óssea.

O tratamento das lesões traumáticas da região do FOE tem sido um dos maiores desafios da cirurgia maxilofacial em função dos extensos defeitos orbitais que são muito comuns nesse tipo de condição patológica. O diagnóstico e o tratamento cirúrgico desse tipo de lesão tiveram um grande avanço nas últimas décadas. Factores como a complexa anatomia local e as alterações produzidas com a lesão têm contribuído para a melhoria dos resultados estéticos e funcionais. Além desses fatores, os cortes tridimensionais de TC e o desenvolvimento contínuo de diversos biomateriais auxiliam na reconstrução do osso orbitário e no reposicionamento dos tecidos periorbitais herniados, minimizando as sequelas. A TC permite a identificação exacta do padrão de fratura numa determinada área e fornece informação relevante para o diagnóstico, planeamento terapêutico e acompanhamento dos doentes com traumatismos faciais.

CIRURGIA

Operação - A maioria dos casos apresenta feridas no couro cabeludo que vão até à linha de fratura. A excisão desta ferida, tal como nos casos de fratura exposta noutros locais, é, portanto, essencial logo que o choque tenha sido controlado. Se houver líquido cefalorraquidiano a sair do nariz, ou se houver líquido cefalorraquidiano ou tecido cerebral a sair da ferida da testa, ou se a fratura for tal que seja provável que exista uma laceração da dura-máter subjacente, tem de se decidir se deve ou não ser realizada uma operação longa para reparar a dura-máter durante a fase aguda, Se o estado geral do doente for bom, Se o estado geral do doente for bom, se a ferida estiver relativamente limpa e se houver pouca ou nenhuma evidência de danos cerebrais, se for possível efetuar estudos radiológicos adequados para mostrar as ramificações da fratura sem prejudicar o estado geral do doente e se estiverem disponíveis todos os meios neurocirúrgicos necessários, a melhor solução poderá ser proceder de imediato, fazer um retalho osteoplástico, se necessário, e reparar o defeito da dura-máter.[68]

Em muitos casos, algumas ou talvez todas as circunstâncias associadas são desvantajosas: a ferida está grosseiramente contaminada, o estado geral é tal que virar o doente numa tentativa de obter radiografias satisfatórias prejudicaria as suas hipóteses de sobrevivência, ou talvez o doente seja tão rebelde e não cooperante que nada, a não ser a anestesia geral, será suficiente para o controlar durante a operação. Na maioria destes casos, a melhor solução, numa primeira fase, consiste apenas em excisar completamente a ferida do couro cabeludo, tendo primeiro obtido radiografias portáteis para se ter uma ideia do estado do crânio por baixo. Mesmo esta intervenção limitada deve ser adiada até que o doente tenha recuperado do choque, tendo entretanto o couro cabeludo sido rapado, a pele limpa até ao bordo da ferida e aplicada uma compressa esterilizada polvilhada com sulfanilamida. A operação deve, sempre que possível, ser efectuada sob anestesia local.[68]

Após a excisão dos bordos da pele, são removidos todos os corpos estranhos, coágulos sanguíneos, fragmentos de tecido desvitalizado e quaisquer pequenos fragmentos de osso soltos, e a operação deve terminar com a pulverização da ferida com sulfanilamida e suturando-a cuidadosamente em duas camadas com suturas interrompidas de seda encerada e sem drenagem. É incorreto levantar e extrair ao acaso grandes porções deprimidas de osso através de uma incisão inadequada e, em seguida, retirar-se, deixando por reparar uma laceração dural que agora comunica mais facilmente com o nariz ou com os seios aéreos do que antes da remoção do osso. Subsequentemente, o doente recebe doses adequadas de um dos fármacos sulfonamidas. A quimioterapia deve ser empregue em todos os casos em que existam coágulos sanguíneos. Não se deve tentar lavar os coágulos do nariz. Se o doente estiver inconsciente, deve ser mantido de lado para facilitar a saída do sangue e das secreções das vias respiratórias.[68]

Logo que o doente esteja suficientemente recuperado para colaborar, deve ser avisado do risco de se assoar ou espirrar. Quando os perigos imediatos inerentes à lesão cerebral tiverem passado, deve ser efectuado um estudo radiológico completo da fratura. Em todos os casos de rinorreia cerebrospinal, é importante que o doente seja tratado num quarto separado. Nos casos de cominuição e depressão grosseiras de ambas as paredes dos seios frontais e de laceração quase certa da dura-máter diretamente por baixo da fratura, pode ser necessária a remoção completa da parede anterior, da parede posterior e do revestimento mucoso de ambos os seios frontais durante a fase aguda. Em seguida, a dura-máter é reparada e a ferida é fechada com um dreno que passa através do ducto fronto-nasal para o nariz, tal como recomendado por Cone. A pele da testa torna-se subsequentemente aderente à dura-máter subjacente e os seios exenterados ficam assim permanentemente obliterados. As margens supra-orbitais devem ser poupadas, na medida do possível, durante a remoção do osso, mas, apesar disso, a operação é muito desfigurante e, embora o aspeto estético possa ser melhorado através de um enxerto ósseo posterior, a deformidade pode ter algum efeito psicológico no doente.[68]

A maioria dos casos apresenta feridas no couro cabeludo que descem até à linha de fratura. Teachenor recomendou uma operação em todos os casos de fratura do seio frontal durante a fase aguda, quer houvesse ou não fuga de líquido cefalorraquidiano. Teachenor efectua uma pequena incisão no ângulo medial superior da órbita e retira a parte do teto da órbita que forma o pavimento do seio frontal. O coágulo sanguíneo era então aspirado, mas, a menos que existisse rinorreia ou se encontrasse líquido cefalorraquidiano no seio, não se fazia mais nada, exceto deixar um dreno de tubo de borracha, cuja extremidade interna era colocada exatamente sobre a extremidade superior do ducto frontonasal, de modo a que o ar forçado pelo nariz através deste último tivesse um meio fácil de escapar para o exterior. Este dreno era deixado no local durante uma semana. Quando havia uma rinorreia complicada, a parede anterior do seio frontal era sacrificada numa extensão suficiente para dar uma boa exposição da sua parede posterior, que por sua vez era ablacionada para permitir a reparação da laceração dural subjacente. Existem algumas objecções ao método de Teachenor. Em primeiro lugar, a operação no seio lesionado é desnecessária na maioria das fracturas não complicadas do seio frontal, uma vez que o coágulo sanguíneo no seu interior é raramente o ponto de partida de uma sinusite, especialmente se for utilizada a terapêutica com sulfanilamida, se forem seguidas as injunções contra o assoar do nariz e se for evitada a interferência com as narinas para eliminar o coágulo sanguíneo. Em segundo lugar, a exposição obtida pela remoção óssea que ele recomenda é inadequada, se a laceração dural estiver bem atrás, na região da placa cribriforme, o que não é raro. Por último, a drenagem do seio para o exterior resulta por vezes numa fístula problemática. No entanto, a menos que haja cominuição e depressão grosseiras de ambas as paredes dos seios frontais, caso em que pode ser utilizada a operação de Cone, o método de abordagem mais satisfatório quando a operação parece indicada, mesmo durante a fase aguda, é através da reflexão de um pequeno retalho osteoplástico frontal imediatamente acima do nível dos seios frontais, como é normalmente utilizado em casos de fístula crónica crânio-sinusal. Uma história de sinusite frontal ou etmoidal crónica anterior num doente com rinorreia cerebrospinal traumática deve ser considerada como uma indicação para a reparação imediata do defeito dural. O procedimento habitual, quando a operação é realizada durante a fase crónica, consiste em transformar um pequeno retalho osteoplástico frontal, que deve ser feito para se estender ao longo da linha média quando a fratura envolve a parede posterior de ambos os seios frontais ou se espalha para trás no teto da órbita em ambos os lados. O local da laceração dural pode então ser abordado por via extradural ou intradural. Na abordagem extra-dural, a dura-máter é primeiro separada da parede posterior do seio frontal e depois recuada ao longo do teto da órbita até se atingir a laceração. Uma franja de dura-máter suficientemente larga para permitir uma sutura estanque ou a aplicação segura de um enxerto fascial deve ser exposta à volta da laceração da membrana.[68]

A abordagem intradural recomendada por Julian Taylor para o tratamento de uma fístula crónica também pode ser utilizada. Afirma-se que, deste modo, é possível localizar mais facilmente o defeito dural e repará-lo mais facilmente com fáscia do que através do método extradural; que, em caso de necessidade, o fecho de uma fenda do outro lado da linha média pode ser facilmente efectuado; e que se evita o contacto direto com a linha de fratura que conduz ao seio, que pode estar infetada.[68]

CAPÍTULO 7

COMPLEXO ZIGOMÁTICO PÓS-TRAUMÁTICO
DEFORMAÇÕES

A fratura do complexo zigomático (ZMC) é utilizada para descrever a entidade clínica caracterizada por fratura(s) do zigoma ou de ossos adjacentes, como a maxila, a órbita ou o osso temporal. A fratura do ZMC é a segunda em frequência depois das fracturas nasais. Se o tratamento for retardado ou a redução for inadequada, podem ocorrer deformidades secundárias, levando a uma aparência facial gravemente desfigurada e a disfunções como abertura limitada da boca, diplopia, enoftalmia, nível pupilar desigual e sensibilidade nervosa anormal. No caso das fracturas ZMC tratadas tardiamente, a perda dos pontos de referência anatómicos normais, causada pela má união das linhas de fratura e consequente remodelação do contorno ósseo, dificulta a determinação das posições correctas dos ossos zigomáticos. Nestes casos, tem sido difícil obter resultados ideais com uma simetria satisfatória da face média.[69]

O zigoma e a sua orientação relativamente às estruturas circundantes no terço médio da face é um determinante crucial da aparência estética e da função biomecânica da face. As eminências malares dos zigomas formam as "maçãs do rosto" e definem o diâmetro lateral mais largo da face. Contribuem para os rebordos orbitais laterais e inferiores e suportam o globo terrestre e outros conteúdos orbitais.

O zigoma em si é muito espesso e robusto; no entanto, os anexos ao esqueleto facial são menos espessos e mais propensos a fraturas do que o próprio zigoma. Essas fixações, a sutura zigomático-frontal (ZF), a sutura zigomático-temporal (ZT), a sutura zigomático-maxilar (ZM) e a sutura zigomático-fenoidal (ZS), formam o "tetrápode" (tripé, se as suturas ZM e ZS forem consideradas como uma única unidade). Estas suturas normalmente ancoram o zigoma na sua posição natural no terço médio da face e são conhecidas em conjunto como complexo zigomático-maxilar (ZMC). Além de suportar o zigoma, essas conexões também formam os contrafortes de suporte de carga nas dimensões vertical, horizontal e anteroposterior. Os contrafortes verticais laterais sólidos (contrafortes zigomático-maxilares) são necessários para absorver e distribuir as forças associadas à mastigação para a base do crânio, uma vez que o músculo masseter se liga ao zigoma e pode gerar uma tensão significativa.[70]

SINTOMAS E ACHADOS CLÍNICOS

Os sinais e sintomas clínicos são análogos aos de uma fratura recente. Estes incluem

1. Assimetria e desarmonia facial
2. Deslocação do globo ocular
3. Diplopia
4. Parestesia do nervo infra-orbital
5. Limitação do movimento mandibular[58]

A malunião zigomática precoce

Estes doentes apresentam-se frequentemente entre 3 e 8 semanas após a lesão por várias razões:

• Apresentação tardia - Os traumatismos contundentes na face são extremamente comuns e o olho negro resultante é frequentemente ignorado pelo doente. Este é particularmente o caso em lesões desportivas. O doente pode notar uma ligeira assimetria, mas não se preocupa com isso até à resolução total do inchaço, por volta das 8 semanas.

• Diagnóstico falhado - As fracturas do complexo zigomático são frequentemente ignoradas no conjunto das lesões corporais graves ou podem passar despercebidas por um observador inexperiente. Mais uma vez, após a resolução do inchaço, a assimetria apresentar-se-á por volta das 8 semanas.

• Não comparência na clínica de traumatologia - Por razões logísticas, muitos doentes não consultam uma clínica especializada em traumatologia e preferem ser tratados numa unidade de ambulatório.

• Resultado cirúrgico imperfeito - A redução tridimensional perfeita pode ser difícil de alcançar, particularmente se as articulações da fratura forem complexas e segmentadas. A tabela seguinte mostra várias características da malunion ZMC e da fratura aguda ZMC.[71]

A tabela seguinte mostra a diferença entre as características clínicas das fracturas zigomáticas agudas e tardias:

Característica	Fratura aguda	Mal-união precoce	Mal-união tardia
Inchaço dos tecidos moles	Frequentemente marcado	Reduzido	Ausente
Sensibilidade das articulações da fratura	Marcado e diagnóstico	Reduzido, pode estar ausente	Ausente
Crepitação	Frequentemente atual	Muito reduzido	Ausente
Dor ao movimento ocular	Frequentemente atual	Pode estar presente, mas na sua maioria reduzido	Raramente presente
Articulações das fracturas	Bem definido	Definido, mas pode ser alterado por remodelação	Não definido, frequentemente córtex liso
Osso novo	Ausente	Pode estar presente, mas é imaturo	Frequentemente presentes e definidores
Forma do osso zigomático	Conservado	Conservado	Alterações frequentes
Descida de tecidos moles	Frequentemente mínimo	Frequentemente presente, geralmente ligeira	Normalmente presente
Malposições de tecidos moles	Mínimo	Pode ser marcada, especialmente se for após uma cirurgia anterior	Normalmente presente
Opções de tratamento	Fechado ou redução aberta	Redução aberta	Osteotomia zigomática Onlay aloplástico Enxerto de gordura Suspensão de tecidos moles

Tabela 2. Diferença entre o aspeto clínico da malunião zigomática aguda, precoce e tardia[71]

Sequelas pós-traumáticas de fracturas ZMC[85]

Embora muitas complicações ósseas, oculares e de tecidos moles possam surgir de fracturas mal unidas do zigoma, provavelmente a queixa mais comum é o achatamento periorbital persistente e as discrepâncias que o acompanham. As razões mais comuns para este achatamento são

(1) Gravidade da lesão

(2) Tempo decorrido desde a lesão até à redução primária aberta

(3) Cominuição dos ossos maxilares e orbitais

(4) Faixas de cicatrizes

(5) Tração do músculo masséter ou acções musculares da expressão facial

(6) Redução inadequada utilizando apenas a fixação de dois pontos

(7) Enchimento antral maxilar que proporcionou um suporte inadequado

(8) Falta de redução porque a fratura estava marcada por edema

(9) O tratamento foi adiado devido a outros ferimentos.

As discrepâncias associadas à deslocação do zigoma podem incluir

(1) Distração do pavimento orbital, causando problemas estéticos e visuais

(2) A expansão do volume da órbita daí resultante pode criar enoftalmo, que pode ser difícil de corrigir devido à herniação da gordura, atrofia, formação de cicatrizes e assentamento dos tecidos orbitais.

(3) O eixo visual pode estar desalinhado, causando diplopia persistente.

(4) Os tecidos moles podem acompanhar o osso mal unido e causar deslocação dos cantis, alteração das linhas ou pregas faciais e epífora.[72]

EXAME RADIOGRÁFICO

Os seguintes exames radiográficos são considerados os mais valiosos na avaliação das fracturas zigomáticas:

1. Vista occipitomental (vista das águas) para examinar a sutura frontozigomática, o rebordo orbital inferior e o seio maxilar

2. Postero -anterior das órbitas para estudar o rebordo e o pavimento orbitais

3. Vista vertico-submental (vista da pega do jarro) para o arco zigomático

4. Tomografias para examinar o pavimento orbital e, nalguns cortes, o espaço entre a incisura coronoide e o arco zigomático.[58]

Anatomia do nervo facial na área zigomática

Embora a lesão primária do nervo facial seja rara na fratura malar, vale a pena rever a anatomia regional porque pode ser danificada durante a cirurgia. Os ramos do nervo facial mais frequentemente em risco são a porção frontal do ramo temporal para o músculo frontalis e as divisões superiores do ramo zigomático para o músculo orbicularis oculi. Os ramos temporal e zigomático do nervo facial apresentam a posição anatómica mais constante. Ao nível do arco zigomático, os nervos encontram-se dentro de uma camada de tecido conjuntivo resistente que representa a fusão do periósteo do arco, a camada mais superficial da fáscia temporal, e a fáscia parotido-massetérica, uma extensão da camada de revestimento superficial da fáscia cervical profunda. O nervo temporal torna-se mais superficial superiormente e anteriormente, entrando finalmente no músculo frontal no seu lado profundo. O ramo zigomático continua anteriormente a um nível inferior, penetrando no sistema músculo-aponeurótico superficial para penetrar no músculo orbicular do olho do lado profundo. O nervo frontal pode ser seguido de perto pela artéria orbital zigomática, a extensão terminal do ramo frontal da artéria temporal superficial. A artéria é superior e superficial ao nervo. Pode ser efectuada uma aproximação externa do trajeto do nervo frontal. O nervo deve situar-se entre duas linhas divergentes que começam na região do lóbulo da orelha. A primeira linha vai até à extremidade lateral da sobrancelha, enquanto a segunda linha vai até à prega frontal mais alta. O trajeto do nervo pode ser projetado na pele por uma linha que começa 0,5 cm abaixo do tragus e passa 1,5 cm acima da extremidade lateral da sobrancelha.[73]

A palpação da porção terminal do ramo frontal da artéria temporal superficial é um guia adicional.As aproximações externas do trajeto do nervo zigomático podem ser feitas traçando uma linha desde a fixação inferior do pavilhão auricular até à pupila do olho. O nervo pode seguir a borda inferior do zigoma. A prevenção de danos no ramo do nervo frontal é importante porque existem geralmente poucas anastomoses ou ramificações nervosas na distribuição temporal terminal do nervo facial. A transecção pode levar a uma paresia permanente do músculo frontal. As ramificações dos ramos zigomático e bucal são mais numerosas, pelo que a paralisia permanente das pálpebras é menos frequente quando um ramo é seccionado.[73]

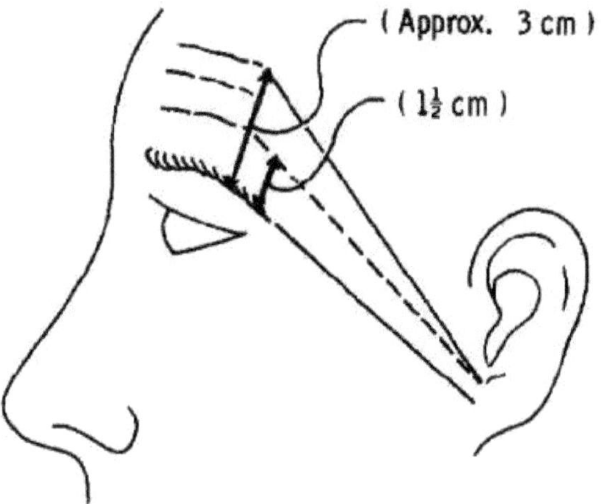

Fig. 43. Ilustração da localização potencial do nervo zigomático e do nervo frontal.[73]

Lesão do nervo infra-orbital

A perda aguda da função sensorial do nervo infraorbitário após fracturas do complexo orbito-zigomático é frequentemente observada devido à sua proximidade com o complexo orbito-zigomático, uma vez que passa pelo sulco infraorbitário no pavimento da órbita para sair pelo forame infraorbitário. A lesão traumática do nervo infraorbitário pode dever-se a compressão, edema, isquémia ou laceração.[74]

A incidência relatada de alterações do NIO varia de 24% a 94% de todas as fracturas zigomáticas, sendo assim um dos sintomas mais comuns, uma vez que as fracturas ZMC envolvem frequentemente a fissura, o canal ou o forame infraorbitário. Estas alterações sensoriais pós-traumáticas do NIO incluem hipoestesia, disestesia, parestesia ou anestesia do lábio superior, bochecha, pálpebra inferior, pele do nariz, gengiva anterior e dentes do lado afetado.[75]

Um estudo de Vriens J & Moos K,[74] descreveu um método para verificar o défice neurossensorial do nervo infra-orbital em fracturas zigomáticas. A avaliação neurossensorial incluiu testes de sensação tátil, direcional, de dor e térmica nas áreas da pele fornecidas pelo nervo infra-orbital. As áreas examinadas foram a bochecha anterior, o lado lateral do nariz e o lábio superior, tendo sido realizadas bilateralmente com o lado não afetado como controlo. A sensação de toque ligeiro foi examinada com uma haste metálica romba, a sensação direcional com uma zaragatoa de algodão dentária, a sensação de dor com uma agulha de calibre 27 e a sensação térmica (frio) com uma zaragatoa dentária saturada de etilcloreto. Os 6 locais onde os estímulos foram aplicados foram seleccionados por ordem aleatória e estimulados 4 vezes para cada modalidade sensorial. Três respostas idênticas nos diferentes locais ipsilaterais foram consideradas como o resultado final do teste e registadas como sensação positiva ou negativa após comparação do lado de teste com o lado de controlo.[74]

INDICAÇÕES PARA CIRURGIA

1. Degraus ósseos esteticamente inaceitáveis ou asummetrias evidentes dos rebordos orbitais e diferenças patológicas entre as duas proeminências malares superiores a 5 mm.

2. Diplopia, não causada por lesões neurais ou musculares puras, associada a uma deslocação para baixo do globo ocular superior a 3 mm devido à deslocação do pavimento orbital. Nestes casos, uma operação oftalmológica extraocular, por si só, não obteria resultados satisfatórios. Não há dúvida de que a intervenção cirúrgica é ainda mais necessária quando o doente é forçado a adotar uma postura compensatória da cabeça.

3. Uma vez que é bastante difícil corrigir o enoftalmo puro, tendemos a tratar o enoftalmo apenas se for encontrado em combinação com um deslocamento para baixo do pavimento orbital.

4. Parestesia do nervo infraorbitário que persiste durante mais de 12 meses após a reposição cirúrgica dos fragmentos ósseos.

5. Um arco zigomático deprimido que foi comprovado radiologicamente (tomografia) como sendo o obstáculo ósseo às excursões mandibulares livres.[58]

CONSIDERAÇÕES GERAIS

Idade do doente

A probabilidade de uma união mais precoce dos elementos esqueléticos mal posicionados deve ser considerada em doentes jovens. Em doentes mais velhos, as "janelas de tratamento" podem ser alargadas em algumas semanas.

Padrão de fratura

O grau de separação dos fragmentos da fratura é importante, uma vez que irá prever a probabilidade de má união - quanto maior for a separação, menor será a união e mais fácil será a redução. Um maior grau de cominuição facilitará a elevação, mas o posicionamento dos fragmentos principais será mais difícil porque os fragmentos individuais estarão provavelmente envoltos em tecido fibroso. A substituição dos fragmentos interpostos é, portanto, extremamente difícil. Nos padrões de fratura com segmentação grosseira dos fragmentos do corpo é particularmente difícil de mobilizar e deve ser considerada a utilização de uma incisão coronal. Nestes casos, a menos que exista uma elevada probabilidade de um excelente resultado, pode justificar-se novamente uma abordagem tardia, pelo que é provável que haja um argumento para adiar a gestão destas lesões para uma reconstrução secundária planeada. O descolamento de múltiplos segmentos do osso sob um envelope estreito de tecido mole é tecnicamente difícil e suscetível de causar cicatrizes subsequentes consideráveis. Deve ser dada especial atenção ao próprio arco zigomático. A arcada telescópica, com a sobreposição dos fragmentos principais, é particularmente difícil de mobilizar e deve ser considerada a utilização de uma incisão coronal. Nestes casos, a menos que haja uma grande probabilidade de um resultado excelente, pode justificar-se uma abordagem tardia.[71]

TRATAMENTO

Várias técnicas podem ser utilizadas para reduzir o complexo zigomático fracturado ou as fracturas isoladas do arco zigomático: a abordagem temporal de Gillies, a elevação do gancho, a técnica do sulco bucal superior (técnica de Keen), a abordagem transantral intranasal, a redução através do entalhe sigmoide e a técnica da coronoide lateral modificada.[76]

As várias abordagens cirúrgicas para a cirurgia de revisão são as seguintes

	Abordagem de revisão	Comentário
Transoral	Transoral alargado	É necessária uma exposição adicional para visualizar toda a parede anterior do maxilar e todo o contraforte zigomático
Subciliar	Lâmina inferolateral subciliar alargada	Esta não é a opção preferida, uma vez que o acesso é limitado e a parte lateral da extensão pode ser bastante inestética
Transconjuntival	Acrescentar uma cantoneira lateral - o balanço da tampa McCord	Esta manobra permite um excelente acesso cirúrgico, mas também protege a pálpebra inferior de lesões por avulsão
Blefaroplastia da pálpebra superior	Alargar ligeiramente	Esta abordagem permite geralmente um grande acesso e é difícil de alargar
Incisão coronal	Extensão coronal	Se uma incisão coronal utilizada anteriormente necessitar de ser alargada, pode ser útil libertar o periósteo na linha média e alargar a incisão para a região pré-auricular oposta

Tabela 3 . Várias abordagens cirúrgicas para a cirurgia de revisão[71]

Abordagem Gillies

A região temporal do couro cabeludo é rapada e é efectuada a preparação habitual da pele. É efectuada uma incisão curva de 2,5 cm de comprimento sobre o músculo temporal e bem dentro da linha do cabelo. Os bordos são retraídos; é feita uma pequena incisão na fáscia temporal; e um elevador longo e fino é passado para baixo na superfície do músculo temporal até ficar profundamente no osso deslocado. Quando a alavanca é inserida no plano fascial correto, desliza sob o osso deslocado de forma muito convincente, enquanto a mão do operador se apoia no suporte firme dado pelo crânio. Este último deve ser protegido de lesões por pressão local com uma grande compressa de gaze. Através de movimentos de alavanca cuidadosos, toda a massa óssea é elevada para a posição correcta; um dedo nos vários pontos referidos anteriormente é utilizado como guia para determinar quando este resultado foi alcançado.

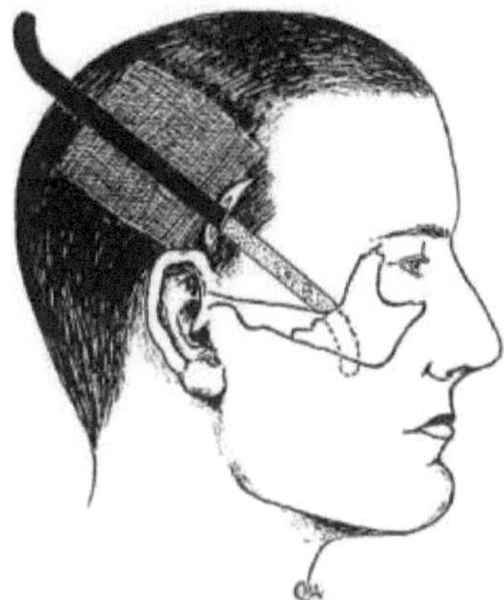

Fig. 44. Abordagem temporal de Gillies[77]

A incisão temporal é fechada da forma habitual e não é necessária qualquer drenagem.

Vantagens - As vantagens desta técnica são evidentes:

(1) A incisão é feita numa região onde a cicatriz resultante é insignificante.

(2) A ferida está suficientemente afastada das partes feridas e inchadas para evitar a infeção.

(3) O campo está livre de nervos importantes que possam ser lesados durante a operação.

(4) As linhas de força a exercer para alavancar a massa óssea para a posição são mais facilmente obtidas através desta abordagem do que de qualquer outra.[77] **Técnica do gancho malar**

É efectuada uma incisão de facada com 3 mm de profundidade e a largura de uma lâmina n.º 15 na pele preparada da bochecha, paralela à linha da margem da pálpebra inferior. A localização exacta da ferida de punhalada encontra-se na intersecção de uma perpendicular que parte do canto externo do olho e de uma horizontal que parte da margem alar da narina. Através da pequena incisão, a ponta romba do gancho malar é introduzida até ser rodada de modo a atingir o aspeto profundo (temporal) do osso deslocado, cerca de 0,5 cm acima da margem inferior. Enquanto a mão livre palpa a margem infra-orbital, o gancho é puxado firmemente para cima e para fora até que a fratura seja desimpactada.

Normalmente, o osso regressa facilmente à sua articulação original com um "clique" audível, confirmando a adequação do procedimento de redução. Quando se suspeitar de irregularidades residuais no arco zigomático, a área achatada do arco do gancho, com a ponta para cima, pode ser movida lateralmente em contacto com o arco para suavizar as discrepâncias; o gancho é então retirado suavemente. A ferida da facada é fechada com uma sutura de nylon 6-0, que pode ser removida após 24 horas.

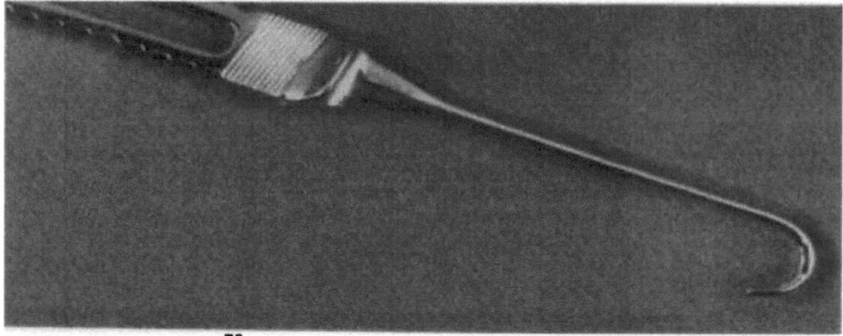

Fig. 45: Gancho malar [78]

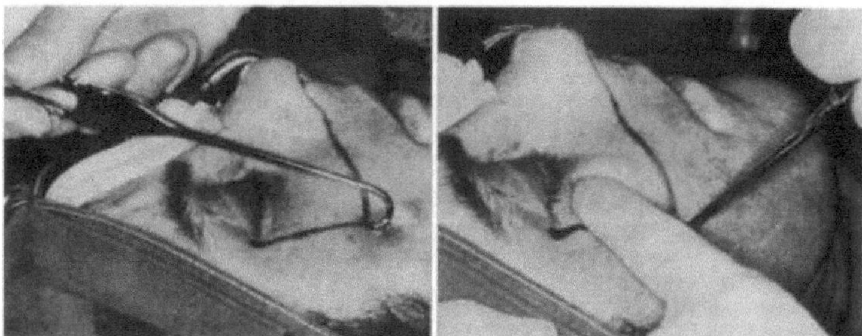

Fig. 46. Técnica do gancho malar[78]

Este método não é adequado para o tratamento de fracturas cominutivas do osso malar e para as fracturas em que tenha ocorrido um deslocamento grave no sentido ascendente e para dentro, com a consequente sobreposição dos pilares frontal e malar, estando a projeção malar adjacente à superfície orbital da projeção frontal.[78]

Técnica de Keens

É efectuada uma pequena incisão (~1 cm) na prega mucobucal, logo abaixo do pilar zigomático do maxilar. A incisão pode ser efectuada de anterior para posterior ou de medial para lateral e deve atravessar a mucosa, a submucosa e quaisquer fibras do músculo bucinador. A extremidade afiada de um elevador periosteal n. 9 ou um elevador de Freer curvo é inserida na incisão. Utilizando um movimento de varrimento de lado a lado, o cirurgião entra em contacto com a superfície infratemporal da maxila, do zigoma e do arco zigomático e disseca o tecido mole de forma supraperiosteal. Um instrumento mais pesado pode então ser inserido atrás da superfície infratemporal do zigoma e, usando força superior, lateral e anterior, o cirurgião reduz o osso. A utilização de uma mão sobre o lado da face para ajudar no procedimento de redução é extremamente útil. Deve-se tomar cuidado para evitar o uso da maxila anterior como ponto de apoio. Podem ser utilizados vários instrumentos diferentes para efetuar esta manobra, incluindo os concebidos especificamente para este fim, como o elevador de Monks ou de Cushing (joker). No entanto, pode ser utilizado qualquer instrumento adequado com rigidez suficiente e com uma dobra na extremidade para envolver a superfície infratemporal do zigoma. Um retractor de ângulo reto, um gancho de osso, uma pinça hemostática Kelly grande ou uma sonda uretral são instrumentos satisfatórios para este fim. Outro instrumento que pode ser utilizado com sucesso através da abordagem do sulco bucal é uma pinça de extração dentária simples. É utilizado de forma semelhante a um elevador zigomático de Rowe, na medida em que a porção articulada do fórceps é a pega de estabilização e uma das pegas do fórceps é a pega de elevação. A outra pega do fórceps torna-se a extremidade de trabalho e engata no aspeto posterior do zigoma. A força controlada pode ser facilmente aplicada desta forma.[79]

Um instrumento plano, como um retractor Seldin, pode então ser utilizado para seguir a superfície medial do arco zigomático e elevá-lo lateralmente, se necessário. Esta mesma abordagem é utilizada em fracturas isoladas do arco zigomático. É de salientar que, quando a superfície temporal do corpo zigomático é seguida lateralmente, é necessário manter-se próximo do osso ou o instrumento pode ficar colocado no lado medial do processo coronoide. A incisão na prega mucobucal não precisa de ser suturada.[79]

Abordagem transantral intranasal

Esta técnica tem sido utilizada por alguns otorrinolaringologistas, mas não é de uso comum. É feita uma abertura no antro abaixo do meato inferior, no mesmo local que uma antrostomia intranasal, e um som ureteral curvo é introduzido e manipulado de modo a que a sua ponta fique no aspeto antral do osso zigomático deprimido.É necessário ter o cuidado de assegurar a localização exacta da ponta do som, de modo a que não seja forçado a atravessar a parede do antro, que é frequentemente comunicada, ou através do teto antral para a órbita. Este método só é aplicável aos casos em que tenha ocorrido uma rotação em torno do eixo vertical na direção medial, provocando a depressão do osso zigomático na cavidade antral.

Redução através do entalhe sigmoide

É efectuada uma incisão curva na pálpebra superior, logo abaixo da sobrancelha e sobre a sutura fronto-zigomática. O periósteo é incisado e libertado sobre o rebordo orbital lateral. São efectuados orifícios de perfuração em ambos os lados da linha de sutura, que está normalmente separada. É passado um fio de aço inoxidável, n.º 28, e torcido algumas voltas. Não é feita qualquer tentativa para reduzir a separação e esta ferida é deixada aberta temporariamente. O arco do zigoma é então palpado e a incisura sigmoide é sentida abaixo do bordo inferior. Num ponto situado no bordo anterior da barba nos homens e numa posição semelhante nas mulheres, é feita uma ferida de punhalada transversal de 3/4th cm com uma lâmina n.º 11 ou n.º 15. Em seguida, introduz-se um hemostato Kelly pesado e curvo através da ferida e por baixo do zigoma. Com a mão esquerda a palpar o bordo infraorbitário para orientação, o fragmento da fratura pode ser facilmente reduzido, sendo a mão direita e a pinça Kelly utilizadas para elevar o segmento ósseo conforme necessário. Quando a fratura parece reduzir-se, o fio previamente colocado é apertado para estabilizar o fragmento. O encerramento é feito com algumas suturas finas e a ferida da pálpebra é fechada por camadas.[80]

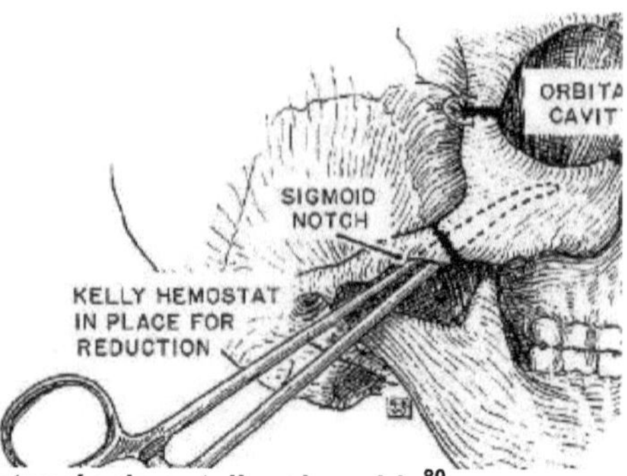

Fig. 47. Redução através do entalhe sigmoide[80]

Técnica da coronoide lateral modificada

Sob anestesia local (infiltrando a região do arco zigomático fracturado extra-oralmente e a mucosa oral na área da incisão e os tecidos moles mais profundos medial e inferiormente ao arco zigomático intra-oralmente), é feita uma incisão intra-oral através da mucosa oral sobre o processo coronoide e o bordo anterior do ramo mandibular, A ferida é aprofundada supraperiostealmente, lateralmente e superiormente ao longo do processo coronoide com uma dissecção romba. Esta dissecção segue o processo coronoide da mandíbula lateralmente e o tendão do temporal e o músculo temporal superiormente, levando-o por baixo do arco zigomático diretamente para o local da fratura. Uma vez sentida a fratura com o instrumento de dissecação, é introduzido um elevador pesado de lâmina plana na ferida sob o arco fracturado. O local da fratura é palpado extraoralmente pelo cirurgião, utilizando a mão que não está a segurar o elevador, e o elevador é utilizado para levantar e elevar todos os fragmentos lateral e simultaneamente. De seguida, o elevador é utilizado para recontornar a arcada, deslocando-a anterior e posteriormente, enquanto se continua a palpar a arcada extra-oralmente. Isto irá recriar as características estéticas normais e o espaço normal entre a arcada e o processo coronoide para uma função mandibular correcta. Finalmente, a incisão da mucosa é fechada com suturas absorvíveis 4-0.[76]

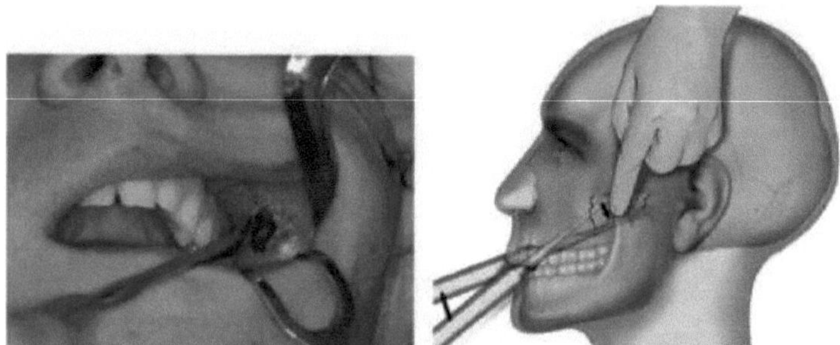

Fig. 48. Abordagem lateral da coronoide.[76]

Contraforte FZ

Em qualquer abordagem ao processo frontal do FZ, há uma remoção parcial da ligação da aponeurose temporal ao processo frontal do zigoma. O cirurgião deve esforçar-se por minimizar o descolamento do periósteo do processo frontal para evitar uma deformidade do contorno temporal.

Pálpebra superior (blefaroplastia, prega supratarsal)

Em contraste com a incisão supraorbital da sobrancelha, a incisão da pálpebra superior oferece acesso à maior parte do bordo supraorbital e à órbita superior e cicatriza com uma cicatriz impercetível.

É efectuada uma incisão de 1 mm a 4 mm paralela ao sulco palpebral superior numa linha de pele natural localizada aproximadamente 10 a 14 mm acima da margem da pálpebra superior ou, em caso de edema que oculte uma linha de pele natural, pode ser efectuada por comparação com o lado contralateral.

Para aceder à órbita lateral e à ZF, a incisão pode ser prolongada lateralmente até aos pés de galinha para aumentar a exposição, ficando 6 mm acima do canto lateral para evitar o ramo frontal do nervo facial.

A incisão inicial é efectuada através da pele e do orbicularis oculi. Um retalho cutâneo-muscular é então desenvolvido superiormente e lateralmente em direção à sutura FZ, mantendo-se profundo ao orbicularis oris e superficial ao complexo septo orbital/aponeurose elevadora. Enquanto se retrai o retalho cutâneo-muscular superiormente, é efectuada uma incisão periosteal sobre a sutura FZ. A incisão deve ser fechada em 2 camadas: periósteo (sutura de poliglactina 4-0) e pele (sutura rápida 6-0).[81]

Sobrancelha supraorbital (sobrancelha lateral)

A abordagem da testa supraorbital, também referida como abordagem da testa lateral, oferece acesso direto ao rebordo supraorbital lateral e à sutura FZ e tem a vantagem de ser uma dissecção simples. No entanto, a principal desvantagem é o facto de a incisão resultar numa incisão inestética.

A sutura FZ é palpada e é efectuada uma incisão de 1 cm a 2 cm de forma tricofílica na face lateral da sobrancelha até à profundidade do periósteo. A extensão anteromedial da incisão no interior da sobrancelha pode melhorar o acesso; no entanto, a extensão inferolateral deve ser evitada, uma vez que atravessaria as linhas de tensão da pele relaxada (pés de galinha) num ângulo de 90°, resultando numa cicatriz inestética.[81]

A extensão inferior direta apenas na pele pode ser efectuada, mas deve manter-se 6 mm acima do canto lateral para evitar lesões no ramo frontal do VII nervo craniano.

Após o descolamento supraperiosteal, o periósteo que cobre a sutura FZ é incisado. A dissecção subperiosteal é então efectuada ao longo dos aspectos lateral, medial e inferior do rebordo orbital superolateral. O cirurgião deve certificar-se de fechar o periósteo sobreposto ao FZ, principalmente para evitar o descolamento da aponeurose temporal do processo frontal do zigoma, o que preserva um contorno plano para a região temporal.

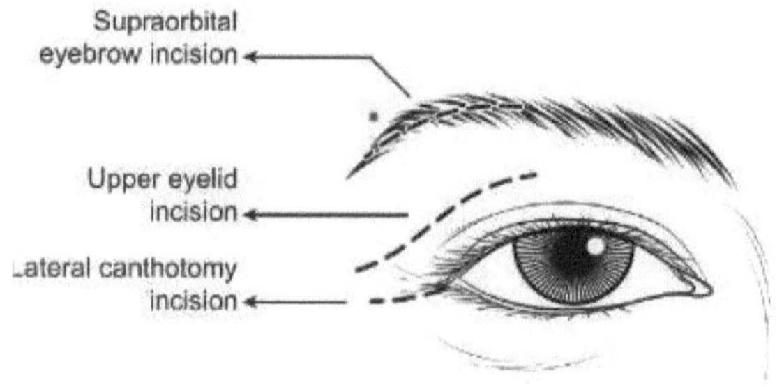

Fig. 48. Abordagens da pálpebra superior[81]

Abordagem alargada da pálpebra inferior

A abordagem alargada da pálpebra inferior proporciona acesso adicional às órbitas inferior e lateral, à asa maior do esfenoide e ao rebordo orbital lateral até um ponto aproximadamente 1 cm superior à sutura FZ. Para esta técnica, é feita uma incisão subciliar e estendida aproximadamente 1 a 1,5 cm inferolateralmente numa prega natural da pele. Uma incisão subtarsal não permite uma dissecção tão adequada do rebordo orbital lateral como a incisão subciliar.

A dissecção supraperiosteal do rebordo orbital lateral é efectuada com uma tesoura até um pouco acima da sutura FZ, mantendo-se abaixo do tendão cantal lateral.

O membro anterior do tendão cantal lateral é um espessamento da fáscia contínuo com a fáscia da gálea aponeurótica e a fáscia temporal lateral à borda orbital na superfície posterior do músculo orbicular. O membro posterior mais espesso do tendão cantal lateral é mais difícil de separar do corno lateral do elevador da pálpebra superior e do ligamento suspensor de Lockwood.

É efectuada uma incisão periosteal a partir da parte superior da sutura FZ para baixo, ligando-se à incisão infra-orbitária. De seguida, procede-se à dissecção subperiosteal, retirando o pavimento orbital, a parede orbital, o membro posterior do tendão cantal lateral, o ligamento suspensor de Lockwood e o ligamento lateral da bochecha do tubérculo de Whitnall do zigoma. A cantopexia lateral não é necessária para o reposicionamento do tendão cantal lateral. Apenas é necessário o encerramento periosteal e da pele.[81] **Rebordo infra-orbital e órbita**

A abordagem preferida para a maioria das fracturas orbitais isoladas é uma abordagem transconjuntival realizada no fórnix conjuntival. Não é aconselhada uma cantotomia lateral. Uma abordagem transconjuntival isolada pelo fórnix conjuntival, combinada com blefaroplastia da pálpebra superior, normalmente fornece acesso adequado à órbita para a maioria das aplicações. Uma abordagem subtarsal é usada para acesso à órbita em alguns casos de trauma agudo em que o edema periorbital maciço torna as incisões transconjuntivais tecnicamente difíceis. Embora as incisões transconjuntivais estejam associadas a uma maior incidência de retração da pálpebra inferior, as abordagens cutâneas estão associadas a uma maior incidência de cicatrizes e, em alguns estudos, a uma maior incidência de ectrópio.

Wilson S & Ellis E fizeram uma revisão da literatura comparando incisões subtarsais, subciliares e transconjuntivais, e a incidência de ectrópio foi maior nas incisões subciliares (12,5%), seguidas pelas incisões subtarsais (2,7%), sem nenhum caso relatado no grupo transconjuntival (0%). O entrópio ocorreu no grupo transconjuntival (4,4%), enquanto não houve ocorrências nos grupos subtarsal e subciliar. A cicatriz hipertrófica ocorreu mais frequentemente no grupo subciliar (3,6%), uma vez no grupo subtarsal e nunca no grupo transconjuntival. No entanto, estudos semelhantes encontraram uma incidência de até 42% de ectrópio na abordagem subciliar e resultados estéticos superiores naqueles submetidos a abordagens transconjuntivais.[82]

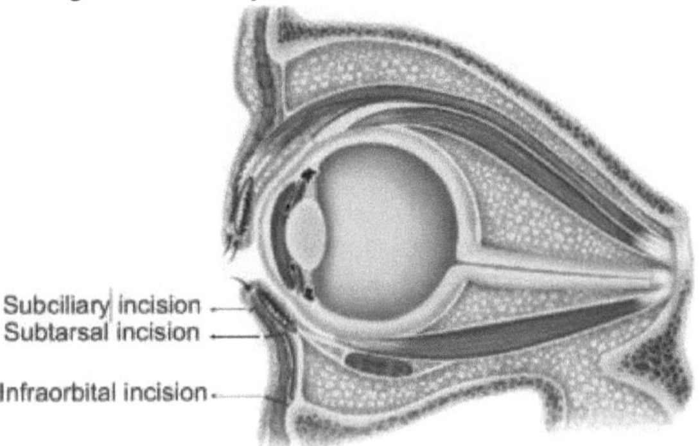

Fig. 49. Abordagens infra-orbitais[81]

Abordagem transconjuntival
A abordagem transconjuntival foi originalmente descrita por Bourguet em 1924, e mais tarde por Tenzel e Miller. Esta incisão é útil para aceder ao pavimento orbital e ao rebordo infra-orbital. A principal vantagem desta abordagem é que a sua cicatriz fica escondida na conjuntiva e, se realizada corretamente, é impercetível e raramente resulta em complicações. Uma vez que não é necessário dividir o músculo orbicular pretarsal ou interferir com o septo orbital, há uma menor incidência de ectrópio e de exposição escleral do que com as incisões cutâneas.
A dissecção pode ser efectuada de forma pré-septal ou retroseptal. Numa abordagem retroseptal (técnica do fórnix), é utilizado um electrocautério de 15 lâminas ou de ponta fina para fazer uma incisão através da conjuntiva na linha arqueada dentro do fórnix conjuntival. A incisão pode estender-se até à medial do saco lacrimal. Neste ponto, a gordura e o conteúdo orbitais são expelidos e devem ser retraídos superiormente.
Com um retractor de Demars a posicionar a pálpebra inferior para a frente, é feita uma incisão através do periósteo imediatamente posterior ao rebordo orbital. O periósteo é incisado e um plano subperiosteal é então desenvolvido para aceder ao rebordo orbital, ao zigoma anterior e à maxila.
Na abordagem pré-septal, é feita uma incisão 2 a 3 mm abaixo da placa tarsal na porção média da pálpebra inferior, num plano anterior ao septo orbital. A parte cranial fina da fáscia capsulopalpebral é dissecada acima dos músculos

retratores da pálpebra inferior num vetor em direção ao rebordo orbital. O septo orbital é protegido com um retractor maleável. O periósteo é incisado e é efectuada a dissecção subperiosteal. A abordagem pré-septal tem sido associada a um risco acrescido de entrópio em comparação com outras abordagens. Não é necessário fechar o periósteo. A conjuntiva pode então ser fechada com um fio de sutura simples de 6 -0, com as extremidades da sutura enterradas para evitar irritar o globo; a conjuntiva pode ser deixada por fechar.[83]

Incisão transconjuntival com cantotomia lateral

A incisão de cantotomia lateral pode ser combinada com a abordagem transconjuntival para permitir um amplo acesso à órbita inferior e lateral. Após uma incisão transconjuntival padrão, a cantotomia lateral é efectuada utilizando uma tesoura para cortar a pele, o orbicularis oculi, o septo orbital, o tendão cantal lateral e a conjuntiva a uma profundidade de 7 a 10 mm. A cantólise do membro inferior do tendão cantal lateral deve então ser efectuada de modo a que a pálpebra inferior seja separada do rebordo orbital lateral. É feita uma bolsa imediatamente posterior ao septo orbital até um ponto imediatamente posterior ao rebordo orbital. As incisões transconjuntivais e a cantotomia lateral são então ligadas.

Após a retração superior do conteúdo orbital, é feita uma incisão periosteal. Para o encerramento, o membro cantal inferior e a porção lateral da placa tarsal são reaproximados. A incisão conjuntival é então fechada através do aperto da sutura de cantopexia inferior, que deve ser aproximada mais da sutura FZ do que da sua fixação original ao tubérculo de Whitnall, para ultrapassar as forças que encorajam a deslocação inferior.

A incisão da cantotomia lateral é então fechada com fio de sutura rápido 6-0. Quando se utiliza esta abordagem para aceder à sutura FZ, pode ser efectuada uma dissecção supraperiosteal do bordo lateral até um ponto acima da sutura.

O periósteo que cobre a sutura é incisado a partir de um ponto a meio do rebordo orbital até ao ponto mais superior da dissecção. A retração do conteúdo orbital é auxiliada por uma dissecção subperiosteal da órbita lateral para aceder à sutura FZ. Os tecidos moles, incluindo o canto lateral, devem ser cuidadosamente ressuspensos.[83]

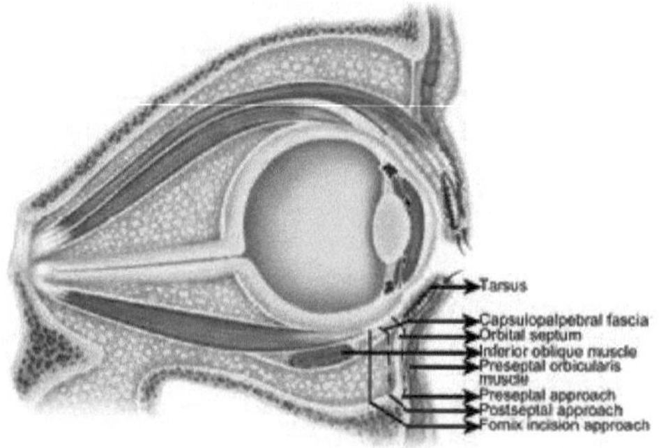

Fig. 50. Abordagem transconjuctival[81]

Subciliar

Introduzida em 1944 por Converse e colegas, a incisão subciliar (infraciliar) é efectuada imediatamente abaixo da linha das pestanas, sobre a placa tarsal. Existem 3 variações da abordagem: a dissecção do retalho cutâneo, a dissecção do retalho cutâneo-muscular e a dissecção do retalho cutâneo-muscular escalonado.

A dissecção apenas da pele disseca a pele fina da pálpebra a partir de uma incisão inferior ao rebordo orbital, onde o orbicularis oculi e o periósteo são incisados; está associada a complicações graves, como ectrópio, necrose da pele e equimose, pelo que é raramente utilizada.

A incisão do retalho cutâneo-muscular não escalonado é efectuada através da pele e da orbicularis oris pré-tarsal até encontrar a placa tarsal. Um plano pré-septal é então dissecado inferiormente à borda orbital e uma incisão periosteal é então feita logo abaixo do septo orbital. A dissecção em degrau do retalho cutâneo-muscular divide o músculo orbicularis oris 2 a 3 mm abaixo da incisão cutânea, deixando uma faixa de orbicularis oculi pré-tarsal para suportar a pálpebra inferior.

A divisão do músculo abaixo da incisão inicial na pele deixa uma porção intacta de músculo inervado sobre a placa tarsal. Esta técnica preserva as fibras do músculo orbicularis oculi pré-tarsal e limita a cicatrização na margem da pálpebra, mantendo a posição vertical normal da pálpebra e diminuindo o risco de ectrópio, encurtamento da pálpebra, hipotonicidade da pálpebra e subsequente aumento da exposição escleral. Avança-se um plano pré-septal para o bordo orbital e faz-se uma incisão através do periósteo na face anterior vários milímetros abaixo do bordo infra-orbital para evitar a incisão através do septo orbital, o que pode resultar no encurtamento vertical da pálpebra.

O elevador dos lábios superior é dissecado medialmente da sua inserção no zigoma e na maxila, permitindo a visualização do forame e do nervo infraorbitário.[84]

Subtarsal

A abordagem subtarsal, tal como inicialmente descrita por Converse e colegas, é semelhante à abordagem subciliar na sua dissecção anatómica, mas a incisão é colocada ao longo do bordo inferior da placa tarsal na prega subtarsal, a cerca de 5 a 7 mm da margem da pálpebra inferior, seguindo um vetor inferolateral até um ponto imediatamente a seguir ao rebordo orbital lateral. Um retalho cutâneo-muscular é então desenvolvido utilizando uma tesoura de ponta romba para dissecar e espalhar o músculo orbicular do septo orbital num vetor inferior até ao bordo infra-orbital.

Tal como na abordagem subciliar, deve ser dissecado um plano entre o músculo orbicularis oris e o septo orbital até ao bordo infra-orbital. O septo orbital funde-se então com o periósteo da face anterior. O cirurgião deve manter a dissecção entre o músculo orbicularis oris e o septo orbital; a violação de qualquer um deles pode causar encurtamento vertical da pálpebra inferior. A dissecção deve então continuar sobre o periósteo, evitando qualquer violação do septo orbital para evitar o encurtamento do septo. Deve ser feita uma incisão no periósteo vários milímetros abaixo da interface septo orbital/periósteo.

Os fragmentos da fratura são então dissecados do periósteo com dissecção medial do elevador dos lábios superior a partir da sua inserção no zigoma e na maxila. Tal como numa abordagem intra-oral ao rebordo infraorbitário, a dissecção do elevador dos lábios superiores permite a visualização e a proteção do nervo infraorbitário.[84]

Abordagem Dingman

Esta abordagem, como descrita por Dingman e Native, pode ser usada não só para a redução do arco zigomático, mas também para o zigoma. Nesta abordagem, uma incisão é feita logo acima da sobrancelha lateral ou como uma incisão de blefaroplastia, e um elevador é passado sob a aponeurose temporal.

O elevador pode ser avançado anteriormente sob o arco zigomático ou mais abaixo do zigoma e levantado lateralmente para reduzir a fratura do arco e do zigoma, respetivamente.[81]

Abordagem coronal (abordagem posterior)

Originalmente descrita por Tessier para uma abordagem às órbitas, a abordagem coronal é útil não só para a exposição dos arcos zigomáticos, mas também para as órbitas superiores, a sutura FZ e as órbitas medial e lateral.

Uma contraindicação relativa a esta abordagem é uma história familiar de calvície de padrão masculino. Os riscos incluem lesão dos ramos temporal e zigomático do nervo facial, oclusão temporal, hematoma do couro cabeludo, dor no couro cabeludo parietal, parestesia ou anestesia, infeção e hipertrofia da órbita nasal.

Mesmo com um fechamento cuidadoso e modificações técnicas, uma abordagem coronal com dissecção subperiosteal do zigoma resulta em uma cavidade temporal percetível. Por conseguinte, a sua utilização deve ser justificada pela necessidade de proporcionar uma exposição extensa e uma redução aberta e fixação interna do arco zigomático.[81]

OPÇÕES DE TRATAMENTO PARA DEFORMIDADES RESIDUAIS DO COMPLEXO ZIGOMÁTICO[85]

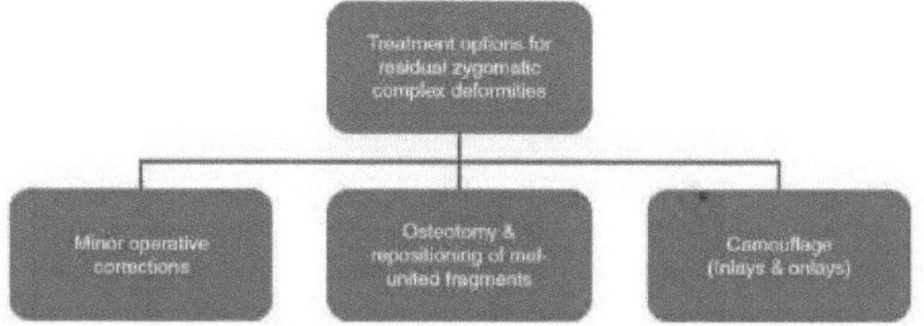

A abordagem cirúrgica é decidida depois de o procedimento operatório ter sido finalizado. As abordagens comuns incluem[85] :

- Periorbital
- Pré-auricular
- Oral
- Cicatriz facial antiga[85]

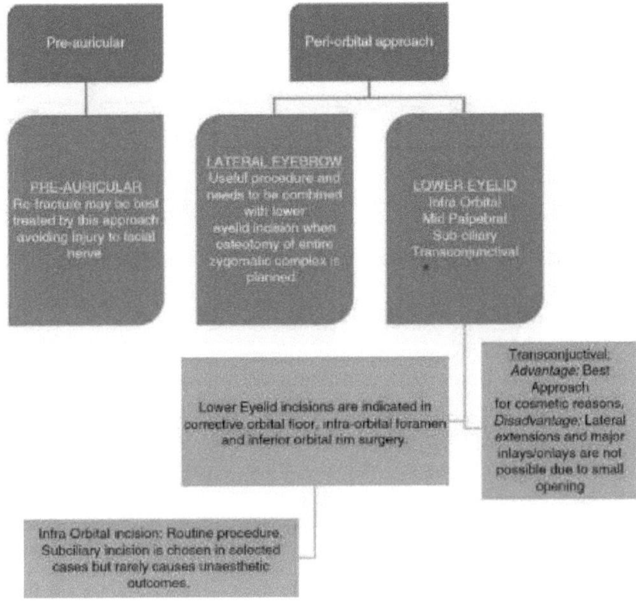

Fig. 51. Abordagens cirúrgicas para a reparação do complexo zigomático[85]

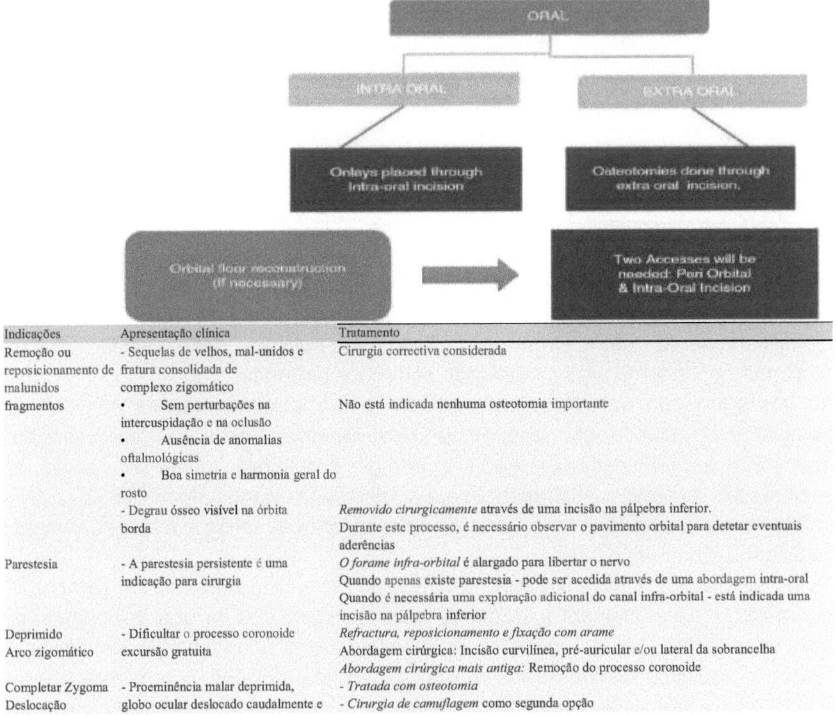

Indicações	Apresentação clínica	Tratamento
Remoção ou reposicionamento de malunidos fragmentos	- Sequelas de velhos, mal-unidos e fratura consolidada de complexo zigomático	Cirurgia correctiva considerada
	• Sem perturbações na intercuspidação e na oclusão • Ausência de anomalias oftalmológicas • Boa simetria e harmonia geral do rosto	Não está indicada nenhuma osteotomia importante
	- Degrau ósseo visível na órbita borda	*Removido cirurgicamente* através de uma incisão na pálpebra inferior. Durante este processo, é necessário observar o pavimento orbital para detetar eventuais aderências
Parestesia	- A parestesia persistente é uma indicação para cirurgia	*O forame infra-orbital* é alargado para libertar o nervo Quando apenas existe parestesia - pode ser acedida através de uma abordagem intra-oral Quando é necessária uma exploração adicional do canal infra-orbital - está indicada uma incisão na pálpebra inferior
Deprimido Arco zigomático	- Dificultar o processo coronoide excursão gratuita	*Refractura, reposicionamento e fixação com arame* Abordagem cirúrgica: Incisão curvilínea, pré-auricular e/ou lateral da sobrancelha *Abordagem cirúrgica mais antiga:* Remoção do processo coronoide
Completar Zygoma Deslocação	- Proeminência malar deprimida, globo ocular deslocado caudalmente e	- *Tratada com osteotomia* - *Cirurgia de camuflagem* como segunda opção

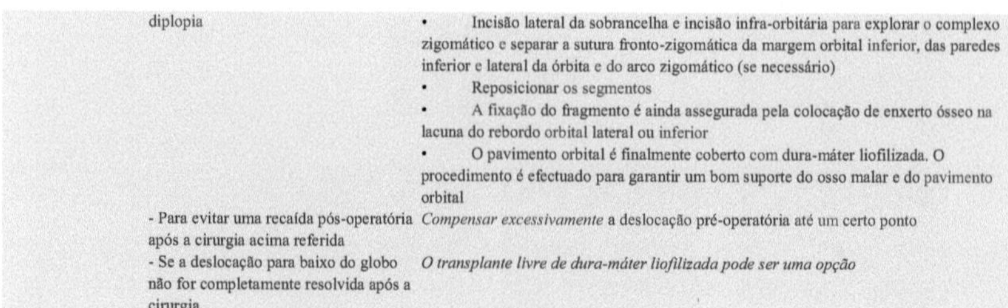

diplopia	• Incisão lateral da sobrancelha e incisão infra-orbitária para explorar o complexo zigomático e separar a sutura fronto-zigomática da margem orbital inferior, das paredes inferior e lateral da órbita e do arco zigomático (se necessário) • Reposicionar os segmentos • A fixação do fragmento é ainda assegurada pela colocação de enxerto ósseo na lacuna do rebordo orbital lateral ou inferior • O pavimento orbital é finalmente coberto com dura-máter liofilizada. O procedimento é efectuado para garantir um bom suporte do osso malar e do pavimento orbital
- Para evitar uma recaída pós-operatória após a cirurgia acima referida	*Compensar excessivamente* a deslocação pré-operatória até um certo ponto
- Se a deslocação para baixo do globo não for completamente resolvida após a cirurgia.	*O transplante livre de dura-máter liofilizada pode ser uma opção*

Tabela 4. Opções de tratamento para deformidades residuais zigomáticas[85]

Considerações sobre as abordagens cirúrgicas

Existem abordagens básicas para a reconstrução óssea estética. Em primeiro lugar, o defeito estético pode ser camuflado através da implantação de uma variedade de aloplastos ou de enxertos ósseos. Em segundo lugar, pode ser utilizada uma abordagem que envolva osteotomias ao longo de linhas de fratura malunidas, mobilização do osso fracturado e redução e estabilização do segmento na sua posição anatómica. Finalmente, pode ser utilizada uma abordagem que envolva uma combinação de osteotomia e aumento numa ou duas fases.

Em casos de malunião com deslocamento mínimo e sem perda de função, ou quando o zigoma é tão severamente esmagado que não pode ser mobilizado numa só peça, a implantação de materiais aloplásticos ou autógenos pode corrigir o defeito cosmético da assimetria. Estes implantes podem ser colocados através de uma incisão vestibular intra-oral ou através de uma incisão externa. Em caso de cicatrizes ou de possibilidade de invasão do seio maxilar, é preferível uma incisão externa.[73] **Vantagens** - eliminação dos problemas de estabilização da osteotomia, possibilidade de esculpir qualquer morfologia e menor necessidade de cirurgia.

As desvantagens são o facto de um implante mascarar a deformidade e, como tal, não aliviar os problemas funcionais, como a compressão do nervo infra-orbital ou a restrição do movimento mandibular. A isto juntam-se os problemas de infeção, extrusão e possível reabsorção sob o implante.

Com técnicas refinadas e um armamentário melhorado, a osteotomia com reposicionamento do complexo zigomático-maxilar mal unido surge frequentemente como uma modalidade correctiva preferida.

As vantagens da osteotomia no período pós-operatório precoce são que a redução e a estabilização podem ser relativamente fáceis e a aproximação anatómica é boa. Também ajuda a corrigir problemas funcionais, como a compressão do nervo cantal deprimido e o movimento mandibular limitado.

A osteotomia requer mais planeamento na reconstrução tardia e é quase sempre necessário um enxerto ósseo.

As considerações a ter em conta na utilização de uma osteotomia do complexo zigomático-maxilar incluem a saúde do seio maxilar e dos tecidos adjacentes, o grau de cicatrização que ocorreu, a necessidade e a quantidade de enxerto ósseo, a presença de enoftalmo, a localização das incisões, a preservação da inervação facial, o carácter do envelope do tecido mole facial e o método de mobilização.

Dependendo da quantidade de deslocamento, se a má união for corrigida no prazo de três meses após a lesão, a mobilização pode ser frequentemente conseguida através da curetagem do calo, ocasionalmente utilizando osteótomos e manipulando o segmento da fratura. Após este período, deve ser feita uma separação precisa das linhas de fratura com cinzéis, osteótomos ou instrumentos rotativos.

O descolamento excessivo ou o descolamento periosteal podem comprometer o fornecimento de sangue ao segmento ósseo, de modo que, de facto, o complexo ósseo zigomático-maxilar se torna um enxerto livre.[73]

RECONSTRUÇÃO ASSISTIDA POR COMPUTADOR DAS DEFORMAÇÕES ZIGOMÁTICAS ADQUIRIDAS[86]

A cirurgia assistida por computador, ou virtual, refere-se à integração de dados tridimensionais no planeamento cirúrgico, tratamento e avaliação pós-operatória dos doentes. A cirurgia virtual consiste geralmente em 4 fases:

(1) Fase de aquisição de dados, que consiste em exames clínicos e radiográficos

(2) Fase de planeamento, na qual os dados da tomografia computadorizada são importados para um software de planeamento próprio e a ablação e a reconstrução são planeadas

(3) Fase cirúrgica, na qual o plano cirúrgico virtual é traduzido para o paciente

(4) Fase de avaliação da exatidão do plano cirúrgico virtual utilizando imagens de TC intra ou pós-operatórias.[86]

Fase de aquisição de dados

A fase de aquisição de dados para todos os casos cirúrgicos virtuais começa com um exame clínico cuidadoso. Ao planear a reconstrução do zigoma, a avaliação óssea por TAC deve ser equilibrada com a avaliação do carácter e da espessura dos tecidos moles.

A reconstrução do zigoma pode incluir porções da órbita e/ou da maxila e a dentição de suporte. Se for planeado um enxerto autógeno, deve ser obtida uma tomografia computadorizada do local de colheita óssea planeado correspondente (ou seja, osso craniano ou fíbula).

Fase de planeamento

As imagens de TC são transferidas para o software de planeamento cirúrgico proprietário no formato DICOM (Digital Imaging and Communications in Medicine) utilizando um processo denominado conversão posterior. A fase de planeamento difere muito consoante a órbita e/ou a maxila e a dentição estejam envolvidas na reconstrução. Se a órbita for envolvida, a restauração do volume orbital é uma consideração crítica para o sucesso da reconstrução. O lado contralateral normal é espelhado no lado defeituoso para um posicionamento orbital e zigomático ideal. Para a reconstrução orbital, os implantes de stock podem ser pré-fabricados no modelo estereolitográfico, ou podem ser construídas placas personalizadas utilizando apenas os dados digitais. O defeito virtual é reconstruído com um enxerto ósseo virtual, cujos stents podem ser impressos para servir de guia de corte ou modelo. São construídos modelos estereolitográficos dos esqueletos não reconstruídos e reconstruídos, que servem depois como plataforma para experimentar os enxertos ósseos e para prebendar placas.

Fase cirúrgica

A navegação intra-operatória é particularmente útil na reconstrução do zigoma como auxiliar na avaliação da projeção malar e do posicionamento do implante orbital/enxerto ósseo. Uma vez registada a posição do doente no espaço no conjunto de dados da TAC, a posição da sonda cirúrgica é seguida por um dispositivo denominado localizador, e pode ser visualizada em tempo real nos eixos x, y e z da TAC, bem como na representação tridimensional do conjunto de dados da TAC. As guias de corte permitem reproduzir a posição e o ângulo ideais dos cortes de osteotomia criados com o software de planeamento pré-operatório, iniciando-se assim a fase de avaliação durante a operação. Nos casos de enxerto ósseo craniano de espessura total para reconstrução malar, as guias de corte criadas com o software de planeamento são utilizadas para cortar o osso craniano de forma a encaixar precisamente no defeito deixado pela ressecção do tumor.[81]

Fase de avaliação

É utilizado um scanner de TC portátil para avaliar a exatidão da reconstrução no bloco operatório antes da saída da anestesia, o que permite a correção imediata de discrepâncias entre o resultado do tratamento planeado e o resultado real. Se a avaliação por TC intra-operatória não for realizada, as imagens de TC pós-operatória são utilizadas da mesma forma para avaliar os resultados planeados em relação aos resultados reais. A TC pós-operatória é uma ferramenta inestimável para avaliar a adequação da redução, bem como para avaliar o progresso da capacidade cirúrgica, permitindo que os cirurgiões avaliem o seu trabalho. A TC intra-operatória corrige este problema, permitindo que os cirurgiões não só avaliem a sua redução e fixação, como também efectuem alterações imediatas com base nas suas avaliações.[86]

CAPÍTULO 8

DEFORMIDADES MAXILARES PÓS-TRAUMÁTICAS

A face média, que envolve o corpo do complexo zigomático, o naso-orbital-etmoidal e Le Fort I, II, III da maxila, é a estrutura anatómica mais complexa do esqueleto craniomaxilofacial. As deformidades pós-traumáticas do terço médio da face ocorrem maioritariamente quando o tratamento das fracturas não é rápido ou minucioso. A correção destas deformidades sempre foi um desafio cirúrgico devido à combinação de uma relação anatómica complicada e de um perfil grave ou de um impedimento funcional envolvido. As fracturas na região do terço médio da face são frequentemente complexas, com lesões graves, como fracturas dos ossos cranianos e lesões cerebrovasculares. Uma vez que a primeira atenção é frequentemente dada ao tratamento dessas lesões cerebrais graves, as fracturas do terço médio da face têm maior probabilidade de se tornarem deformidades pós-traumáticas devido ao tratamento diferido. Estas deformidades causam frequentemente desfiguração morfológica secundária e incapacidade funcional, incluindo assimetria facial, má oclusão esquelética e restrição da motilidade ocular.[87]

As deformidades maxilares comuns podem ser devidas a:

* Fracturas maxilares mal posicionadas
* Fracturas não diagnosticadas - fracturas deslocadas não tratadas
* Fracturas cominutivas graves com danos associados
* Fracturas antigas não tratadas
* Maxila desdentada e deslocada
* Hipertelorismo pós-traumático

APRESENTAÇÃO CLÍNICA

As deformidades maxilares que se seguem às fracturas de LeFort apresentam-se mais frequentemente, do ponto de vista clínico, da seguinte forma :

1. Retrusão da face média
2. Diminuição da altura médio-facial
3. Mordida aberta anterior
4. Encerramento mandibular secundário à deslocação posterior da maxila
5. Telescópica cefálica anterior
6. A tração inferior da musculatura pterigóidea sobre as placas pterigóides fracturadas.[4]

Elementos essenciais para o planeamento do tratamento e investigações radiográficas

* Fotografias pré-operatórias (rosto inteiro, fotografias de perfil, vistas frontais e laterais da oclusão, palato, pavimento da boca e outras projecções necessárias).

* Avaliação clínica pormenorizada e tratamento de outras condições cariosas e inflamatórias existentes na cavidade oral.

* Modelos e radiografias - OPG, radiografias cefalométricas laterais

* Técnicas actuais de imagiologia e planeamento: A CBCT ajuda no planeamento virtual 3D para conceber retalhos e criar modelos 3D para planeamento e simulação de cirurgia.[85]

Definição de fracturas antigas do complexo do terço médio da face

As fracturas recentes do maxilar não apresentam geralmente qualquer tendência para se deslocarem após 2 a 3 semanas, pelo que a fixação intermaxilar pode ser dispensada após este período. As fracturas deslocadas não tratadas do complexo do maxilar e do terço médio da face podem ser consideradas "velhas" 2-3 semanas após o traumatismo. Após este período, a rápida cicatrização interfragmentária e a formação de calo tornam impossível reposicionar um maxilar originalmente móvel sem utilizar uma pinça de Rowe ou outro aparelho.[58] Embora os cuidados primários do doente vítima de traumatismo com problemas neurológicos graves sejam da competência do neurocirurgião, existe uma janela de 14 dias para as fracturas do terço superior e médio da face e uma janela de 7 a 10 dias para as fracturas da mandíbula, a fim de evitar complicações decorrentes de fracturas não tratadas.[88] Estas complicações incluem a interposição de tecido de granulação entre os fragmentos ósseos deslocados, má união e operações secundárias, derrame recorrente de líquido cefalorraquidiano, anosmia, drenagem inadequada e obstrução dos seios nasais e maior risco de infeção.

O tratamento agudo, definido por Whitaker & Yaremchuk,1990 como até 3 semanas após o trauma, apresenta a melhor oportunidade para restaurar a relação estrutural pré-lesão.[89] Nas fases iniciais, antes da ossificação completa, normalmente ainda é possível melhorar ou mesmo corrigir a situação. Se a situação já não for reversível, deve ser efectuada uma osteotomia. A desfiguração é a principal razão pela qual o doente procura tratamento quando ocorrem fracturas do terço médio, enquanto que nas fracturas mandibulares o doente procura normalmente tratamento devido à dificuldade de mastigação. Uma osteotomia Le Fort 1 é normalmente indicada se as fracturas do terço médio não tiverem sido devidamente tratadas. A mordida aberta anterior também pode ser o resultado de um deslocamento posterior da maxila. Na maxila, a dimensão vertical pode ser alterada. Uma maxila impactada nem sempre é facilmente diagnosticada, enquanto a falta de dentes, as fracturas da tuberosidade maxilar e uma fratura sagital palatina coexistente também podem alterar a dimensão vertical. O deslocamento posterior da maxila pode dar a impressão clínica de hiperplasia mandibular com overjet invertido. O tratamento adequado inclui uma osteotomia Le Fort I.[90]

Objectivos na correção das deformidades maxilares

- Restauração da função
- Restauração da oclusão
- Restauração da relação original entre os terços do rosto[85]

POSSIBILIDADES TERAPÊUTICAS DE TRATAMENTO

A mobilização do maxilar pode ser de dois tipos

1. Reposicionamento gradual
2. Reposicionamento imediato

Reposicionamento gradual

Os métodos de mobilização que se seguem, destinados a produzir um reposicionamento lento e não cirúrgico, são os seguintes

1. Tração elástica intermaxilar

2. Tração elástica segundo o método de Wassmund.

3. Fios elásticos de tração ou colocados bucalmente, ligados por um sistema de hastes a uma touca de gesso ou a uma armação para a cabeça.

4. Extensão do rolo com tração

5. Aparelhos ortopédicos

Todos os métodos acima mencionados são considerados inaceitáveis devido à incidência de recaídas mesmo após 5 a 6 semanas de tratamento.[58]

Reposicionamento imediato

Pode ser discutida em dois tipos: a mobilização ativa fechada e a mobilização operativa aberta.

O método fechado (Ruttelung) está indicado apenas no tratamento de maxilares mal posicionados com fixação cicatricial, ou seja, durante as primeiras 2 a 5 semanas após o traumatismo. Este é, em princípio, o mesmo tratamento para fracturas recentes do maxilar com impacto e telescopagem das fracturas do terço médio da face. A reposição é feita com uma pinça de desimpactação de Rowe, mesmo em casos de fracturas sagitais. A imobilização é seguida de um período de 3 a 4 semanas de fixação intermaxilar.[58]

Método aberto (cirúrgico)

Este método é utilizado quando o método fechado não consegue produzir uma mobilização total. Estes são os casos em que as fracturas do terço médio da face são tratadas após um período de 6 semanas ou mais, em que se verificou uma consolidação parcial ou completa.

Após a deslocação do processo alveolar maxilar, a fim de evitar danos nas raízes dos dentes, a osteotomia é efectuada não exatamente no trajeto da fratura anterior, mas num local selecionado, ao longo da parede facial e lateral do seio maxilar. As cicatrizes na zona palatina podem contraindicar uma incisão vestibular circular e labial, a circulação adequada pode ser verificada por um aparelho de Doppler ou por angiografia selectiva da artéria palatina.[91] Se os vasos sanguíneos estiverem interrompidos, a osteotomia da parede do seio facial pode ser efectuada após a tunelização dos tecidos moles vestibulares e labiais, mas com a vantagem de uma visibilidade reduzida

Geralmente, a maxila é separada das placas pterigóides posteriores à tuberosidade, interpondo-se, após o movimento para a frente, um bloco de osso como suporte distal e como medida profiláctica contra a recidiva. Na deslocação posterior da maxila, já existe uma perda de contacto ósseo entre a parte fixa das placas pterigóides, localizada cranialmente à zona de fratura, e a parte caudal deslocada. Por isso, não é recomendável cortar as placas, uma vez que deixariam de fornecer apoio distal.

No caso de uma retrusão do maxilar, uma osteotomia escalonada no ponto mais forte da região da osteotomia, nomeadamente o contraforte zigomático, com a inserção de um transplante ósseo.

Se a maxila for telescopada e encurtada na dimensão vertical, o defeito deve ser colmatado na região do seio maxilar através de um enxerto ósseo robusto após posicionamento caudal.

Enxerto ósseo de eleição

O material de banco de ossos tem sido o material de eleição para colmatar as linhas de osteotomia e os defeitos na região do seio maxilar. Quando os movimentos excedem 10 mm, é utilizado material da crista ileal ou costal.

Com uma boa intercuspidação, ou quando é utilizada uma tala oclusal, é possível, na maioria dos casos, dispensar a fixação intermaxilar, desde que o estado oclusal possa ser supervisionado de perto. Aos primeiros sinais de qualquer problema, a fixação intermaxilar pode ser efectuada imediatamente e o complexo mandíbula/maxila suspenso nos fios de suporte inseridos como medida profiláctica nas aberturas piriformes e no contraforte zigomático ou no tipo de suspensão descrito por Kuffner (1971).[58]

Fracturas antigas de segmentos do processo alveolar

Segmentos de fraturas antigas na maxila anterior podem ser corrigidos por técnicas descritas por Wassmund (1935) e Wunderer (1962) em casos de maxila protruída. É fundamental observar quaisquer cicatrizes no vestíbulo labial, pois isso pode afetar a vasculatura do processo alveolar. O método de Wassmund deve ser preferido quando uma cicatriz está presente; caso contrário, pode ser seguido o método de Wunderer, no qual a manutenção do fornecimento de sangue labial é essencial. Em contrapartida, Schuchardt K sugeriu uma técnica de fase única que envolvia uma osteotomia do processo alveolar lateral e a sua recolocação na sua localização alveolar original.[85]

Fracturas de Old Le Fort I e II

Fracturas Le Fort I não tratadas: Pode ser feita uma incisão num ponto horizontal através das paredes lateral e anterior do seio maxilar. A osteotomia é efectuada para assegurar que as placas são colocadas em ambos os lados da região óssea estável. A linha da osteotomia não segue exatamente a linha da fratura.

Fracturas do antigo Le Fort II: Se não houver significado estético ou se houver menos danos na região nasal, pode seguir-se um procedimento semelhante. A osteotomia Le Fort II é indicada quando o nariz está afundado e a face média está encurtada.

Nos cenários acima referidos, as osteotomias Le Fort I e II podem ser efectuadas quando a oclusão precisa de ser restaurada ou quando existe uma preocupação estética. Podem ser utilizados enxertos ósseos na região da ponte do nariz abaixo do contraforte e também entre os pterigóides e a tuberosidade maxilar, se possível[58]

Maxila desdentada deslocada

• As deslocações menores podem ser corrigidas com osteotomias, apenas se a perturbação ao longo da relação intermaxilar no plano sagital for mínima. Caso contrário, justifica-se o tratamento com uma prótese.

• No caso de deslocações graves do maxilar que resultem no aparecimento de uma Classe III esquelética, o maxilar tem de ser substituído cirurgicamente no seu lugar original com a ajuda de enxertos ósseos.[58]

Fracturas do antigo Le Fort III

A osteotomia Le Fort III está indicada em fracturas Le Fort III antigas quando as deformidades podem ser observadas em toda a região média da face com deslocações nas margens orbitais e no zigoma. A osteotomia unilateral pode ser indicada quando apenas um lado da face é afetado. Ocasionalmente, em casos de fracturas cominutivas do terço médio da face, pode ser necessário realizar uma osteotomia Le Fort I juntamente com o procedimento de osteotomia Le Fort III.

Isto é essencial para corrigir a oclusão em fracturas do terço médio da face não tratadas. Pode ser difícil efetuar um novo tratamento para fracturas cominutivas do terço médio da face. Os segmentos podem ser estabilizados separadamente, tendo em conta a natureza complexa da fratura. O procedimento pode ser simplificado mobilizando primeiro todo o complexo do terço médio da face com uma osteotomia Le Fort III, seguida de uma osteotomia Le Fort I.[58]

Hipertelorismo pós-traumático

É uma complicação que pode surgir em fraturas do complexo médio da face quando há deslocamento de uma ou ambas as órbitas. O tratamento é semelhante ao do hipertelorismo congénito, e o procedimento pode seguir o sugerido por Tessier et al. (1967). Os modelos estereolitográficos são mais bem utilizados para o planeamento do tratamento. Embora Tessier tenha desenvolvido a abordagem extra e intracraniana para corrigir a deformidade, esta foi mais tarde aperfeiçoada por Tessier, Converse, Van der Meulen et al., Monasterioet al. e Marchac et al. Conseguiram visualizar a órbita óssea em duas partes, com a caixa quadrada exterior a conter o globo e o cone interior a conter o nervo ótico. Foi estabelecido que, se estas duas partes puderem ser separadas, a caixa exterior pode ser deslocada sem afetar a visão.[85]

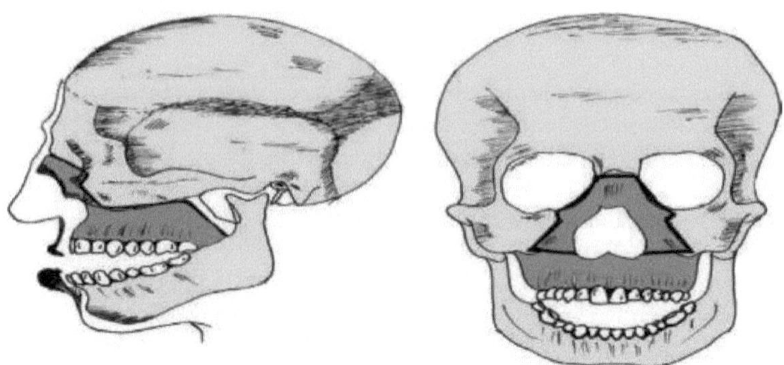

Fig. 51 ilustração esquemática das fracturas de lefort[85]

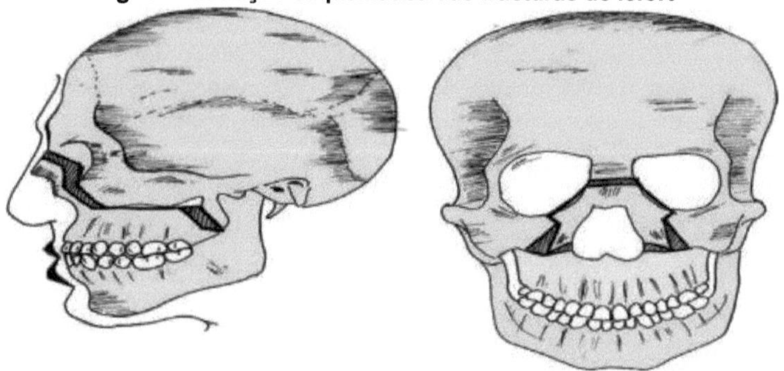

Fig. 52. A área sombreada a castanho mostra o enxerto ósseo efectuado após a deslocação do maxilar[85]

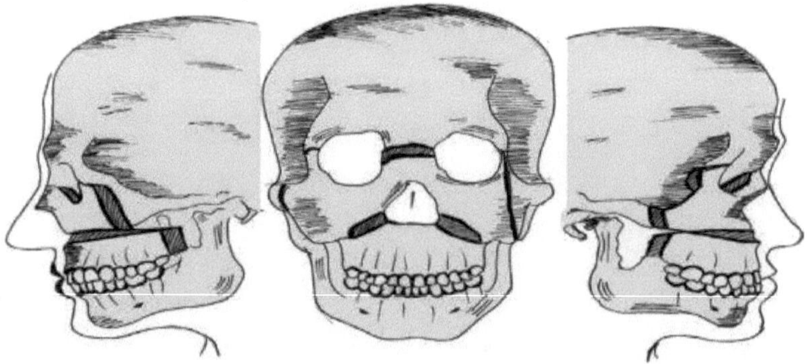

Fig. 53. Diagrama esquemático para mostrar a combinação de Lefort 1 e Lefort 3. Defeito resultante da deslocação preenchido com enxerto ósseo (sombreado a castanho)[85]

Benefícios da cirurgia assistida por computador

A aplicação da cirurgia oral e maxilofacial assistida por computador tem enfrentado com êxito as dificuldades da correção cirúrgica das deformidades pós-traumáticas do terço médio da face através do apoio de imagens de diagnóstico, simulação pré-operatória e navegação intra-operatória.

A navegação intra-operatória proporcionou ao cirurgião uma visão mais profunda da complexa região do terço médio da face. Por conseguinte, a correção das deformidades pode ser realizada de forma mais minimamente invasiva através de uma incisão pequena ou convencional, que muitas vezes permite uma exposição limitada. A incisão coronal extensa foi evitada, mesmo em pacientes com fracturas extensas do teto orbital e do seio frontal, exceto nos casos em que era necessário um grande implante ou enxerto ósseo. Com a orientação da navegação, a determinação do processo de osteotomia, o reposicionamento virtual dos segmentos ósseos deslocados e a implantação de implantes personalizados foram realizados de forma mais fiável e exacta através da visualização em tempo real.[87]

OSTEOTOMIAS

Desde a primeira descrição da osteotomia LeFort III por Tessier em 1967, foi concebida uma variedade de operações para corrigir a deficiência combinada do terço médio da face e da maxila. Estas abordagens incluíram: osteotomias LeFort I altas, osteotomias LeFort I com extensões zigomáticas, osteotomias LeFort I modificadas (maxilar-zigomáticas), osteotomias LeFort II quadrangulares, osteotomias LeFort II piramidais, osteotomias LeFort I ou LeFort III e aumento zigomático com enxertos ósseos onlay, osteotomias LeFort III subcranianas e osteotomias LeFort III modificadas, incluindo: nasomalar, nasomaxilar, maxilar-malar, oblíqua e osteotomias LeFort III/LeFort I simultâneas.[92]

Os princípios fundamentais da reconstrução estabelecidos por Tessier continuam a ser verdadeiros. Se a redução não puder ser totalmente satisfatória, dar prioridade à função orbital e à oclusão dentária. A remodelação com enxertos ósseos pode ajudar a ultrapassar os problemas de contorno e de projeção.[93] Na maioria dos casos, o padrão da fratura original exige a utilização de osteotomia Le Fort II ou III para tratar as deformidades do terço médio da face. Uma vez que as verdadeiras lesões Le Fort II e III são raras, a maioria das correcções podem ser tratadas abordando primeiro a má oclusão com uma osteotomia Le Fort I.[90]

O restabelecimento da fratura antiga e a mobilização dos segmentos seriam benéficos em pacientes que exibem distopia orbital ou enoftalmo devido a fracturas Le Fort II ou III; isto permite a correção do rebordo orbital e da má oclusão ao mesmo tempo. No entanto, não se deve atrasar a correção secundária mais de 6 meses após a remodelação dos bordos fracturados, pois é difícil estimar anatomicamente e reposicionar especialmente os bordos orbitais. Muitas vezes, a recriação das fracturas Le Fort III ou II pode não ajudar a obter a oclusão desejada devido à remodelação e às alterações dos tecidos moles associadas. Nestas situações, a osteotomia Le Fort I deve ser efectuada ao mesmo tempo. Isto facilita os movimentos do complexo malar e orbital num vetor diferente do plano oclusal.

O principal fator quando se considera a correção de fracturas maxilares é o regresso do doente à oclusão pré-traumática. A má oclusão que resultou da malunião requer frequentemente uma osteotomia. A realização de uma osteotomia Le Fort I com reposicionamento é normalmente o método mais simples de correção da má oclusão. O exame da dimensão dentoalveolar transversal guiará o cirurgião na decisão se serão necessárias osteotomias segmentares para a correção da mordida cruzada posterior. A correção da deformidade secundária pode exigir um enxerto ósseo significativo do maxilar. Após a maxila ter sido cortada e mobilizada e o paciente colocado em fixação intermaxilar, os contrafortes zigomaticomaxilar e nasomaxilar são reconstruídos com enxertos ósseos calvares. Após a reconstrução dos contrafortes verticais, as paredes anteriores do maxilar podem então ser reconstruídas com enxertos ósseos que são colocados em espaços de osteotomia ou onlay e aparafusados em posição.[94]

OSTEOTOMIA DE LEFORT I E SUAS MODIFICAÇÕES

Indicações - A osteotomia de Lefort 1 é normalmente utilizada para a correção da má oclusão e das deformidades maxilomandibulares. Como permite o movimento nos três planos, é utilizada para tratar a má oclusão de classe II e classe III, bem como as assimetrias dento-faciais. A má oclusão de classe III é uma das razões mais comuns para a realização da osteotomia de Lefort 1. Está associada à hipoplasia maxilar e é comummente encontrada em pacientes com fendas orofaciais, apneia obstrutiva do sono (AOS) e atrofia maxilar. A osteotomia Lefort 1 é utilizada em combinação com a osteotomia sagital bilateral (BSSO) na correção de defeitos maxilares secundários observados em deformidades mandibulares assimétricas. Combinadas com enxertos de osso ilíaco autógeno, as osteotomias Lefort One têm sido utilizadas para reabilitar a mandíbula edêntula atrofiada para implantes osseointegrados.

Técnica cirúrgica[95]

O doente deve ser posicionado com a cabeça elevada 10 a 15 graus em Trendelenberg invertido. Isto evita a acumulação de sangue na direção cefálica. A cabeça não é hiperextendida, o que relaxa os tecidos moles da face e estimula melhor a cobertura do lábio superior sobre o incisivo em repouso. São iniciados antibióticos profilácticos perioperatórios. O tubo nasotraqueal deve ser ajustado utilizando a extensão em acordeão para eliminar a pressão sobre o bordo da asa. Antes da incisão, a distância do canto medial ao fio do arco ortodôntico maxilar entre o incisivo lateral e o canino é medida no lado direito e no lado esquerdo e registada A exposição ao esqueleto facial médio é efectuada através de uma incisão intra-oral da mucosa labial e bucal, muito acima da gengiva aderente, desde a região bicúspide até à região bicúspide, deixando um bordo mucoso adequado a um mínimo de 5-8 mm da gengiva para facilitar o encerramento final. O frénulo vestibular do lábio superior deve ser poupado.[95]

A dissecção anterior é dirigida para a abertura piriforme para expor o bordo piriforme. A dissecção súpero-lateral começa com a reflexão do mucoperiósteo para expor o feixe neurovascular infraorbitário, à medida que este sai do forame infraorbitário. A dissecção posterior é efectuada até à sutura zigomaticomaxilar, ao contraforte zigomático e à fissura pterigomaxilar. Enquanto a exposição acima pode ser feita rapidamente, a exposição da espinha nasal anterior, da abertura piriforme nasal e da cavidade intranasal deve ser feita lentamente e com cuidado. O tecido mole é tipicamente mais aderente e a topografia da superfície é mais complexa. O lábio piriforme é fino e o ângulo é agudo. Não é raro ocorrer uma laceração do revestimento nasal. Um *elevador de Cottle* é útil para elevar inicialmente o tecido mole que vai da parede nasal lateral até à espinha nasal e a mucosa do rebordo nesta região, com o elevador em ângulo acentuado contra o osso na região pré-maxilar.[95]

Os pontos de referência verticais são colocados na região da abertura piriforme e na área do contraforte zigomaticomaxilar. A osteotomia deve ser efectuada 5 mm acima dos ápices radiculares. A raiz do canino é facilmente localizada pela sua proeminência e pela fossa lateral a ela. A osteotomia do LeFort I clássico é marcada a partir da parede nasal lateral e continua lateralmente em direção à região molar. A osteotomia tem uma inclinação medial superior descendente para lateral inferior. O septo nasal e o vómer são separados da crista maxilar com um osteótomo septal dirigido para baixo e para trás. Coloca-se um dedo na junção do palato duro e do palato mole para garantir que a separação é completa através da espinha nasal posterior, palpando o osteótomo. Em seguida, é utilizada uma serra recíproca para completar as osteotomias horizontais do maxilar, formando a parede nasal lateral através da parede maxilar anterior e através da parede maxilar póstero-lateral. É importante notar que, devido à profundidade da parede nasal lateral, a parte serrilhada da lâmina de corte não pode ser visível ao cortar o aspeto posterior da parede nasal lateral; caso contrário, a osteotomia posterior não estará completa. (A parede nasal lateral mede aproximadamente 50 mm, e a lâmina tem normalmente apenas 25 mm de comprimento).[95]

Sem visualização direta, normalmente o osteótomo da disjunção pterigopalatina pode ser sentido a cair dentro da junção à medida que é colocado em posição. Deve ser posicionado paralelamente ao plano oclusal e direcionado inferiormente, anteriormente e medialmente. A pega é mantida tão lateral quanto possível, restringida pelo tecido mole bucal.

Um dedo colocado transoralmente atrás da tuberosidade maxilar facilitará a colocação e verificará a separação à medida que esta é efectuada. Quando a osteotomia estiver concluída, a fratura para baixo pode normalmente ser feita apenas com pressão digital, colocando os polegares na base da abertura piriforme. Se houver uma resistência significativa, é preferível revisitar os locais de osteotomia com a serra recíproca e um osteótomo fino, em vez de aplicar mais força e utilizar a pinça de desimpactação de Rowe. Em seguida, sob visualização direta, as áreas de continuidade óssea, como o processo perpendicular do osso palatino e a placa pterigoide, podem ser completamente separadas da maxila com um osteótomo. Uma vez concluída a fratura para baixo, o maxilar é mobilizado de um lado para o outro (mobilização rotacional) e depois anteriormente no vetor sagital com a utilização de um retractor de canal mandibular posicionado atrás da tuberosidade. Pode ser efectuada uma mobilização adicional através da colocação de um elevador com uma rotação acentuada (60° ou 90°) ou de um *descolador em "J"* na junção do palato duro e do palato mole, o que ajuda a mobilizar a maxila centralmente. Quando a osteotomia maxilar estiver concluída, uma tala cirúrgica oclusal pré-fabricada é ligada ao fio da arcada maxilar. A maxila e a mandíbula são colocadas numa fixação maxilo-mandibular com elásticos dentários. As forças elásticas dentárias manterão ativamente a nova relação oclusal, ao contrário de uma fixação estática maxilar-mandibular com fio. A posição é confirmada através da medição vertical do ponto de referência previamente marcado para o fio da arcada ortodôntica, utilizando um paquímetro.[95]

Nos casos de impactação maxilar superior e posterior, devem ser removidas quaisquer áreas de interferências ósseas. A remoção do osso deve ser feita de forma selectiva para permitir o contacto ósseo máximo para estabilidade com a utilização do rongeur. Além disso, pode ser necessário abordar o septo nasal, removendo o osso ao longo do vômer e ressecando a base da cartilagem nasal para evitar o encurvamento do septo. O corneto inferior pode também interferir com a impactação e ter de ser reduzido.

Uma vez que a maxila esteja fixada em posição e a oclusão seja satisfatória, a espinha nasal anterior e a abertura nasal devem ser avaliadas em relação ao ângulo nasolabial final e à largura alar como consequência do movimento maxilar. É colocada uma sutura de cinch alar para controlar a largura da base alar.

Aconselha-se uma técnica de sutura que minimize as cicatrizes. Sugere-se a técnica de sutura muscular para reduzir o encurtamento dos lábios. A sutura do músculo transverso nasal é importante. O fechamento em V-Y da mucosa ajuda a manter o comprimento do lábio e o vermelhão exposto. A largura alar e a altura do vermelhão são mantidas por esta técnica. Este procedimento ajuda a evitar o aspeto achatado do lábio após o posicionamento superior e posterior da maxila.[95]

MODIFICAÇÕES[96]

TÉCNICA DE TORÇÃO" PARA A DISJUNÇÃO PTERIGOMAXILAR EM LE FORT I

A mobilização bem sucedida da maxila durante a osteotomia Le Fort I requer uma separação efectiva da maxila do processo pterigoide do osso esfenoide. Esta disjunção deve ser limpa e precisa para evitar complicações neurovasculares e potenciais estruturas da base do crânio. Um osteótomo reto foi conduzido através da osteotomia horizontal desde o contraforte piriforme até à junção da parede posterior do seio maxilar com as placas pterigóides.

Posteriormente, uma vez que o osteótomo foi fixado na junção pterigomaxilar e por baixo do contraforte zigomático, foi rodado para dentro, provocando assim a fratura descendente da maxila. A separação pterigomaxilar com um cinzel em "pescoço de cisne" permite que o cinzel seja direcionado de posterolateral para anteromedial, enquanto o cabo curvo do instrumento acomoda a bochecha.[96]

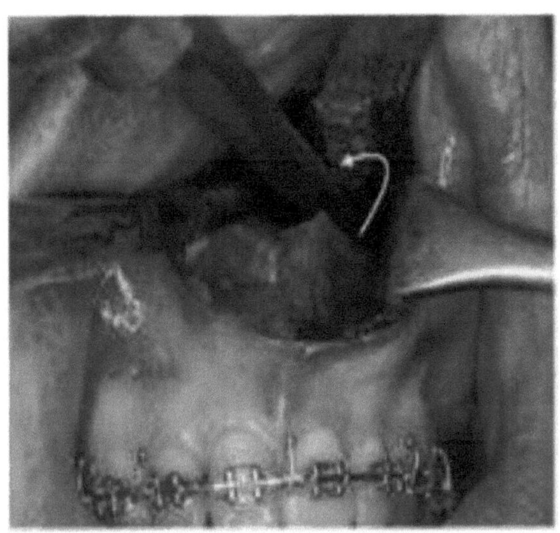
Fig. 54. Técnica de torção[96]

LEFORT MODIFICADO 1

Para tratar a deformidade em pacientes com deficiências da maxila superior e do zigoma, o padrão de osteotomia deve ser adaptado para incluir as partes componentes do esqueleto facial. A partir de uma abordagem intra-oral, as várias porções do corpo do zigoma e do arco zigomático podem ser abordadas. Em casos raros, quando é necessário incluir o rebordo orbital para corrigir um vetor negativo, mas não ao nível de um nível LeFort III, é também necessária uma abordagem transconjuntival para visualizar de forma segura e direta o rebordo e o pavimento orbital.[96]

OSTEOTOMIA QUADRANGULAR DE LEFORT ONE

A osteotomia quadrangular de Lefort 1 foi descrita pela primeira vez por Obwegeser como uma osteotomia de Lefort 1 em que a osteotomia era colocada o mais alto possível a partir da área da tuberosidade à volta de todo o maxilar, ficando imediatamente abaixo do forame infraorbitário.[96]

OSTEOTOMIA ALTA DE LEFORT ONE

Esta situação foi descrita pela primeira vez por Kuffner em 1971. Quando a projeção nasofrontal e a posição ocular são anormais, os principais componentes estéticos a serem abordados são a desproporção maxilo-mandibular, o osso zigomático e a região infra-orbital. A combinação da osteotomia Le Fort I com outros procedimentos adicionais foi frequentemente utilizada para corrigir estas deformidades.[96]

O LEFORT I MULTISSEGMENTADO

Há casos em que a arcada dentoalveolar tem de ser multisegmentada cirurgicamente para coordenar as arcadas dentárias, quando tal não pode ser conseguido apenas com aparelhos ortodônticos.

Quando existe uma deficiência transversal da largura palatina, a osteotomia interdentária é tipicamente efectuada entre os incisivos centrais, resultando num

129

LeFort I de 2 segmentos. Quando existem múltiplos planos oclusais com discrepâncias verticais/torque (diferencial entre a arcada dentária anterior e posterior) e/ou deficiência transversal da largura, pode ser necessário um LeFort I de 3 segmentos com osteotomias interdentárias quer distal quer mesial aos dentes caninos.[96]

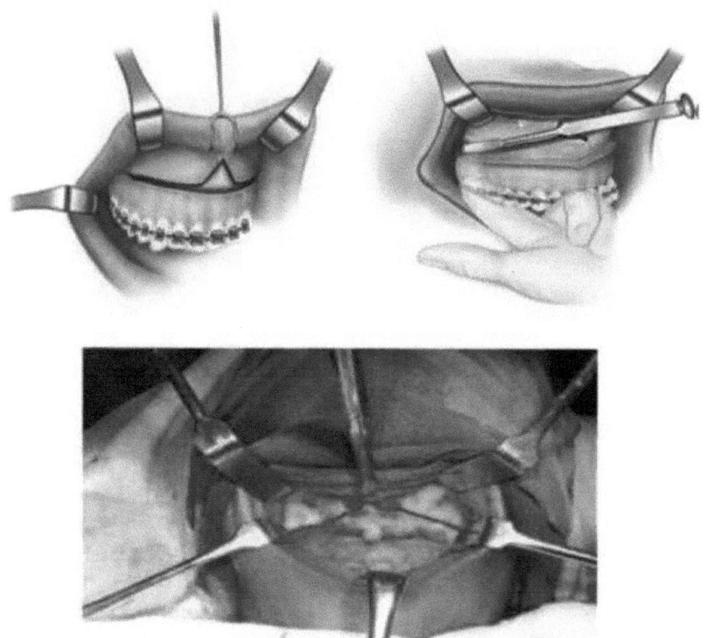

Fig. 54 . Osteotomia de Lefort um[96]

COMPLICAÇÕES[96]

As complicações da osteotomia de Lefort são frequentemente atribuídas a um planeamento incorreto do tratamento, a uma técnica cirúrgica inadequada ou à falta de apreciação da anatomia do doente. As várias complicações pós-operatórias associadas à osteotomia de Lefort 1 são as seguintes **Défice neurosensorial**

A osteotomia de Lefort um provoca, na maioria das vezes, uma alteração da sensibilidade dos dentes superiores, da mucosa bucal e da pele da face. O nervo nasopalatino, os nervos alveolares anterior, médio e superior e os pequenos nervos terminais da mucosa bucal ao longo das linhas de incisão entre o 1º molar estão sempre divididos. De acordo com o tipo de lesão e a idade do paciente, esta disfunção nervosa pode durar de várias semanas a meses. Felizmente, estas lesões nervosas são temporárias, mas também podem ocorrer lesões permanentes. A parestesia dos ramos da segunda divisão do nervo trigémeo é a situação mais frequente após a cirurgia de LeFort one. Esta é uma condição comum que afecta o lábio superior, o nariz, os dentes maxilares e a gengiva palatina e alveolar. É frequentemente temporária e está geralmente relacionada com a compressão, retração ou transecção do nervo infra-orbital durante a dissecção subperiosteal.

Problemas dentários e periodontais

Podem ser observados danos no osso de suporte dos dentes ou no periodonto após a cirurgia de Lefort 1. Um corte de osteotomia a menos de 5 mm dos ápices dos dentes deve ser evitado, pois isso pode levar à desvitalização desses dentes. No entanto, quando é indicado um reposicionamento superior da maxila em mais de 6 mm, esta margem de 5 mm nem sempre é viável devido à posição do forame infra-orbital.

Sinusite maxilar

As possíveis explicações para a sinusite maxilar pós-operatória após a osteotomia de Lefort 1 foram uma doença sinusal pré-existente ou devido a alguns fragmentos ósseos não viáveis deixados no seio maxilar. Foi observado que a manipulação cuidadosa do campo cirúrgico, a técnica asséptica adequada e a manutenção do seio livre de fragmentos ósseos inviáveis podem ajudar a prevenir a ocorrência de sinusite maxilar no pós-operatório.

Complicações vasculares

A hemorragia após osteotomias Lefort 1 manifesta-se principalmente sob a forma de epistaxis anterior ou posterior, ou ambas. A epistaxe anterior isolada pode ser o resultado de um procedimento de entubação traumático ou secundária à remoção da mucosa nasal do pavimento nasal subjacente e da área septal. A hemorragia de ambas as narinas é sugestiva de uma lesão de uma artéria posterior. A artéria maxilar interna e os seus ramos, ou seja, a artéria esfenopalatina e a artéria palatina ascendente, são mais vulneráveis a lesões no seu trajeto através da fossa pterigopalatina.

Fracturas desfavoráveis

Exemplos de fracturas desfavoráveis incluem a fratura das placas pterigóides, as fracturas do esfenoide e a fratura do crânio médio.

Necrose asséptica

O risco de necrose asséptica aumenta com a osteotomia de Lefort 1 multi-segmento e é pouco provável que ocorra com uma osteotomia de Lefort de uma só peça.

Complicação oftálmica

As complicações oftálmicas potenciais incluem diminuição da acuidade visual, disfunção dos músculos extra-oculares, queratite neuroparalítica e problemas do aparelho lacrimal, incluindo epífora.

Instabilidade maxilar:

Um contacto ósseo insuficiente, uma ponte insuficiente do defeito e uma fixação deficiente ou inadequada podem levar à instabilidade maxilar no pós-operatório. Após 4 semanas de fixação intermaxilar, nota-se normalmente um ligeiro movimento da maxila, que desaparece quando são aplicadas forças funcionais na maxila. A utilização de fixação rígida com miniplacas, assegurando o contacto ósseo adequado e a fixação maxilomandibular durante 4-6 semanas, pode evitar a ocorrência destas complicações no pós-operatório. O uso de fixação rígida também foi relatado como causador de uma diminuição na taxa de recidiva pós-operatória.

Malformação AV

A fístula arteriovenosa traumática [FAV] é uma comunicação anormal entre uma artéria e a veia que a acompanha, causada por uma laceração incompleta de ambos os vasos. A maioria dos casos de FVA adquirida envolve a artéria carótida interna e é mais frequentemente secundária a lesões contundentes ou penetrantes, cujo diagnóstico foi feito por ultrassom Doppler.[96]

OSTEOTOMIA DE LEFORT 2 E LEFORT 3

Indicações

Os tipos de hipoplasia nasomaxilar que podem beneficiar de uma osteotomia Le Fort II, incluindo o desvio nasomaxilar lateral, a hipoplasia nasomaxilar não fendida, a hipoplasia nasomaxilar fendida, a deslocação antero posterior na síndrome de Binder e os defeitos pós-traumáticos. A osteotomia Le Fort III é efectuada no nariz, nas órbitas, nas bochechas e na maxila.[97]

Abordagem cirúrgica e incisões [97]

É preferível a intubação naso-endotraqueal com um tubo reforçado que sai inferiormente e atravessa a bochecha. O tubo é fixado com sutura ao septo membranoso e à columela. Como a fixação intermaxilar é necessária para estabelecer a projeção da face média, a intubação oral é menos desejável e deve ser evitada, a menos que a tala possa ser modificada para acomodar a posição do tubo. O comprimento do tubo endotraqueal deve estar suficientemente abaixo do nível das cordas vocais para evitar o deslocamento involuntário durante a desimpactação e o avanço da face média. Pode ser utilizada uma proteção da córnea para fixar as pálpebras após a colocação de lubrificante oftalmológico. Uma alternativa é colocar suturas de tarsorrafia bilateralmente. O cabelo é protegido do campo através de um campo de proteção.

A linha de incisão é infiltrada com lidocaína a 2% com epinefrina 1:100.000 para controlar a hemorragia durante a dissecção na área vestibular maxilar e na região das incisões da pálpebra inferior. A face e a cavidade oral são então preparadas com o esfoliante Betadine. Todo o campo operatório é reto, expondo a cavidade oral, os olhos, as orelhas, a testa e o couro cabeludo posterior à incisão planeada (se for utilizada a abordagem coronal). Deve ser tomada a decisão de utilizar uma incisão coronal, incisões transconjuntivais ou incisões na pálpebra inferior.

A osteotomia subcraniana Le Fort III é efectuada através de um acesso por incisão coronal para permitir a osteotomia da face média central. Pode ser combinada com abordagens periorbitais para permitir o acesso às regiões do pavimento orbital bilateralmente para facilitar a osteotomia destas regiões.[97]

Do mesmo modo, a osteotomia piramidal Le Fort II pode ser efectuada com ou sem uma incisão coronal. Se for utilizada a osteotomia Le Fort III modificada, o acesso cirúrgico pode ser efectuado através de incisões, como descrito anteriormente, ou através de incisões periorbitais bilaterais combinadas com uma abordagem oral (vestibular).

Abordagem coronal, é efectuada uma incisão a partir da área auricular média do couro cabeludo através do topo da cabeça para o lado oposto. A incisão é efectuada através das camadas do couro cabeludo até ao pericrânio. A hemostase é obtida com cauterização bipolar e um retalho é elevado no plano supraperiosteal sem sangue até se atingir um ponto aproximadamente 2 cm atrás do rebordo supraorbitário. Neste ponto, é feita uma incisão através do periósteo e a dissecção continua sob o periósteo para expor os rebordos supra-orbitais, os ossos nasais, os rebordos orbitais laterais, os zigomas e as regiões infra-orbitais bilateralmente. Os nervos supra-orbitais são libertados, libertando-os dos forames supra-orbitais bilateralmente.[97]

Em seguida, a dissecção periorbital é efectuada subperiostealmente, tendo o cuidado de não destacar o canto medial e de dissecar atrás do aparelho lacrimal. A permanência sob o periósteo durante a dissecção facial é fundamental para preservar a função do nervo facial.

Incisões transconjuntivais ,Nestes casos, é efectuada a libertação do membro inferior do canto lateral e a dissecção até ao osso do rebordo orbital inferior. A extensão da incisão na pele periorbital lateral é necessária para a libertação dos tecidos moles. Em alternativa, pode ser utilizada uma incisão na pálpebra inferior para obter uma exposição operatória semelhante. É necessária uma dissecção ao longo do rebordo orbital inferior, posteriormente à fissura infra-orbital, para identificar o ponto de referência anatómico. A dissecção subperiosteal é então efectuada ao longo do rebordo orbital anterior para identificar o forame infra-orbital. Depois de todos os tecidos terem sido dissecados e protegidos do esqueleto facial médio, inicia-se a osteotomia. Estas osteotomias devem ser conduzidas metodicamente pelo cirurgião para minimizar a hemorragia e permitir o acesso para controlar a hemorragia excessiva durante a operação.[97]

OSTEOTOMIA PIRAMIDAL LE FORT II

A sutura frontonasal é identificada e o nível da placa cribriforme deve ser confirmado radiograficamente para estar acima da junção frontal nasal. Se a placa for inferior a esta junção, o procedimento deve ser modificado para ter a certeza de que a osteotomia é inferior à placa cribriforme ou deve ser considerada uma craniotomia formal para proteger o conteúdo intracraniano. A osteotomia é efectuada transversalmente com a lâmina afastada da placa cribriforme. A osteotomia é efectuada de forma transversal, com a lâmina afastada da placa cribriforme, continuando pela parede medial da órbita, abaixo da fixação cantal medial, através da parte superior do sulco lacrimal até à crista lacrimal posterior. Utiliza-se então uma broca com uma pequena broca de fissura para seccionar o pavimento da órbita, dirigida para trás do aparelho lacrimal em direção ao canal infraorbitário lateralmente. Se necessário, pode ser utilizado um cinzel para unir os dois cortes. A osteotomia é então continuada para baixo no maxilar anterior, bem para além do forame infraorbitário. A osteotomia pode ser lateral ou medial ao forame, dependendo da assimetria específica abordada. A ferida é então tamponada. Uma vez concluído este procedimento bilateralmente, a atenção é direccionada para o intra-orifício.[97]

É injectada lidocaína a dois por cento com epinefrina 1:100.000. É efectuada uma incisão circunvestibular e a dissecção subperiosteal é completada superior e posteriormente para expor a maxila anterior e o pilar zigomaticomaxilar e para obter acesso às placas pterigóides e à fossa infratemporal. A osteotomia vertical anterior do maxilar é identificada a partir desta incisão. Uma osteotomia horizontal com uma serra de vaivém é efectuada de forma semelhante a uma osteotomia Le Fort I, mas terminando ao nível da osteotomia vertical efectuada anteriormente. As placas pterigóides são separadas de forma padrão com osteótomos curvos e afiados.

A osteotomia final é a separação do vómer. Esta é efectuada com um osteótomo fino colocado na osteotomia nasofrontal e dirigido inferior e posteriormente. Deve ter-se o cuidado de permanecer anterior à base do crânio. A pinça de desimpactação Rowe modificada é então inserida no nariz e intra-oralmente, através da incisão maxilar, no osso do pavimento nasal. A força descendente com estabilização adequada da cabeça e cuidado para minimizar o risco de deslocamento do tubo endotraqueal inicia o processo de mobilização. A sutura previamente colocada para fixação do tubo naso-endotraqueal deve ter um auxiliar para guardar sua posição durante o processo de mobilização. A mobilização adequada do esqueleto facial é fundamental para o sucesso. É necessário um movimento descendente, anterior e rotativo para libertar completamente a face. O cuidado para que todos os locais de osteotomia sejam movimentados de forma semelhante reduzirá as chances de fraturas inadvertidas. O recorte de áreas de resistência é por vezes necessário e importante. Uma vez que a face média esteja adequadamente mobilizada, ela deve ser avançada para a posição pré-determinada, usando a tala oclusal pré-fabricada como referência.[97]

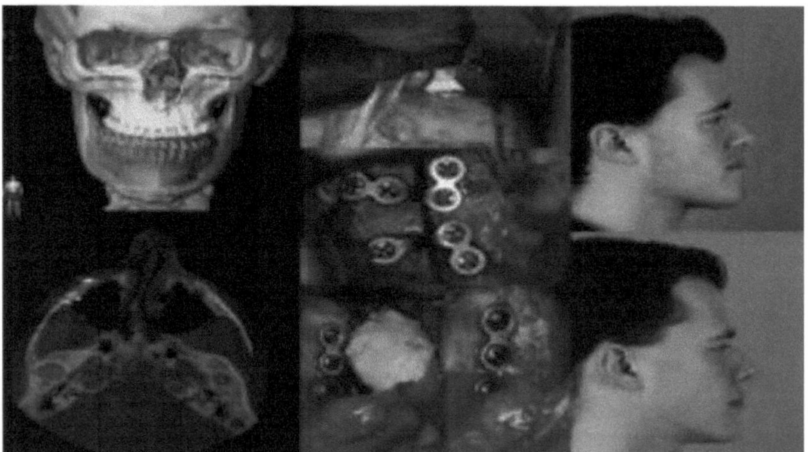

Fig. 55. Deficiência facial média corrigida com osteotomia Le fort 2[96]

OSTEOTOMIA SUBCRANIANA LE FORT III[97]

A osteotomia inicial é efectuada verticalmente através do arco zigomático com uma serra recíproca. Os tecidos moles são protegidos pela colocação de um retractor de canal abaixo do arco zigomático. A sutura fronto-zigomática é identificada e inicia-se uma osteotomia para separar a parede orbital lateral da área da sutura, inferiormente à fissura infra-orbital, a uma profundidade de aproximadamente 1 cm do bordo orbital. Uma broca com uma pequena broca de fissura é então utilizada para seccionar o pavimento da órbita a partir da fissura infra-orbitária medialmente e dirigida para trás do aparelho lacrimal. A ferida é então tapada e a atenção é direccionada para a área frontal nasal. A sutura frontonasal é identificada e o nível da placa cribriforme deve ser confirmado radiograficamente como estando acima da junção nasofrontal. Se a placa for inferior a esta junção, o procedimento deve ser modificado para se ter a certeza de que a osteotomia é inferior à placa cribriforme ou deve ser considerada uma craniotomia formal para proteger o conteúdo intracraniano. Da mesma forma, a extensão anterior dos lobos temporais deve ser identificada radiograficamente antes do corte dos rebordos orbitais laterais, especialmente em doentes com síndrome de Apert, em que os lobos temporais podem estar localizados mais anteriormente nos rebordos orbitais laterais

Uma vez concluído este procedimento bilateralmente, as feridas são tapadas e o retalho do couro cabeludo é reposto na sua posição original. A cavidade oral é introduzida e o tecido sobre o maxilar posterior é injetado com lidocaína a 2% com epinefrina 1:100.000. A parede posterior da maxila e as placas pterigóides são então abordadas através das 2 incisões subperiosteais horizontais. A dissecção subperiosteal até às placas pterigóides e superiormente até à fossa infratemporal expõe a área da face média, que deve ser seccionada a seguir. A placa pterigoide é seccionada na junção da parede maxilar posterior, desde a placa pterigoide superiormente até à região da fissura infra-orbitária.[97]

A permanência subperiosteal é fundamental para limitar a possibilidade de hemorragia da artéria maxilar interna e dos seus ramos terminais. Estas feridas são então tapadas e o retalho do couro cabeludo é novamente refletido para expor as osteotomias a partir de cima. A osteotomia final é a separação do vómer. Esta é efectuada com um osteótomo fino colocado na osteotomia nasofrontal e dirigido inferiormente e posteriormente. Deve ter-se o cuidado de permanecer anterior à base do crânio. A pinça de desimpactação Rowe modificada é inserida no nariz e intra-oralmente através da incisão maxilar no osso do pavimento nasal. A força descendente com estabilização adequada da cabeça e cuidado para minimizar o risco de deslocamento do tubo endotraqueal inicia o processo de mobilização. A sutura previamente colocada para fixação do tubo naso-endotraqueal deve ter um auxiliar para guardar sua posição durante o processo de mobilização. A mobilização adequada do esqueleto facial é fundamental para o sucesso. É necessário um movimento descendente, anterior e rotativo para libertar completamente a face. O cuidado para que todos os locais de osteotomia sejam movimentados de forma semelhante reduzirá as chances de fraturas inadvertidas, especialmente do zigoma. O recorte de áreas de resistência é por vezes necessário e importante.[97]

Uma vez que a face média esteja adequadamente mobilizada, ela deve ser avançada para a posição pré-determinada, usando a tala oclusal pré-fabricada como referência. Também deve ser utilizada uma referência vertical para controlar a altura da face. Por vezes, isto requer a colocação de um pino no córtex externo do osso frontal na área do seio frontal. São então aplicados fios de fixação intermaxilares.

As estabilizações da placa óssea são colocadas nas regiões zigomática e do rebordo orbital lateral. São colocadas placas adicionais na região nasofrontal. Os defeitos ósseos são preenchidos com enxertos colhidos do crânio ou do ilíaco. Além disso, o osso autógeno é quase sempre utilizado para dar mais contorno e refinar a morfologia do esqueleto facial. Constitui uma exceção a realização desta operação e a não utilização de enxertos ósseos para dar mais contorno à face. Todos os enxertos ósseos devem ser calçados ou adequadamente estabilizados com parafusos para evitar deslocamentos e melhorar a revascularização.

Se a osteotomia Le Fort I for combinada com o procedimento Le Fort III, esta é efectuada através de 2 incisões horizontais na mucosa, preservando um pedículo anterior para o maxilar que se mobiliza independentemente. A estabilização com placas ósseas e enxertos de osso autógeno também são utilizados. Ressalta-se que todas as osteotomias são realizadas com irrigação abundante. No final da cirurgia, é efectuada uma irrigação completa de todos os locais cirúrgicos. A ressuspensão do canto lateral e do músculo temporal é efectuada com sutura reabsorvível 3-0. A suspensão superior e posterior das camadas profundas do retalho também deve ser efectuada com sutura reabsorvível para minimizar o espaço morto e encorajar a reinserção da camada musculoaponeurótica superficial. Normalmente não são colocados drenos.

O couro cabeludo é encerrado em duas camadas, com poliglicolato 3-0 nos tecidos mais profundos e fio de sutura crómico 3-0 nas regiões pilosas. Os tecidos orais e o local da operação são irrigados e fechados com sutura de tripa crómica 3-0. É efectuada uma prova de sucção forçada do globo ocular, bilateralmente, para assegurar a mobilidade do olho.[97]

OSTEOTOMIA LE FORT III MODIFICADA

A sutura fronto-zigomática é identificada e inicia-se uma osteotomia para separar a parede orbital lateral da área da sutura inferiormente à fissura infra-orbital a uma profundidade de aproximadamente 1 cm do rebordo orbital, dividindo o corpo vertical do zigoma o mais inferiormente possível. Mais uma vez, deve ter-se o cuidado de identificar os lobos temporais para evitar lesões. Uma broca com uma pequena broca de fissura é então utilizada para seccionar o pavimento da órbita a partir da fissura infra-orbitária e dirigida para trás através do rebordo orbitário inferior para a superfície anterior do maxilar, medialmente ao forame do nervo infraorbitário e lateralmente ao aparelho lacrimal.[97]

A cavidade oral é penetrada e a parede posterior da maxila e as placas pterigóides são então abordadas através da incisão subperiosteal circunvestibular. A dissecção subperiosteal até às placas pterigóides e superiormente até à fossa infratemporal expõe a área da face média, que deve ser seccionada em seguida. A placa pterigoide é seccionada na junção da parede maxilar posterior a partir da placa pterigoide superiormente à região da fissura infra-orbitária. A permanência subperiosteal é fundamental para limitar a possibilidade de hemorragia da artéria maxilar interna e dos seus ramos terminais. Estas feridas são então tapadas. A dissecção superior ao longo do contraforte para expor o aspeto inferior da osteotomia zigomática vertical é então realizada. Pode ser necessário completar a osteotomia zigomática com uma serra recíproca. Em seguida, é utilizado um osteótomo reto para seccionar o maxilar posterior superiormente até à fissura infra-orbitária superiormente. Segue-se a identificação da osteotomia vertical anterior do maxilar, medialmente ao forame infra-orbital, com extensão da osteotomia mais medial e inferiormente através do rebordo piriforme, protegendo a mucosa nasal.

A osteotomia final é a separação do vômer, que é seccionado da crista nasal da mesma forma que na osteotomia Le Fort I. A pinça de desimpactação Rowe modificada é então inserida no nariz e intraoralmente através da incisão maxilar no osso do pavimento nasal. Mais uma vez, a mobilização adequada do esqueleto facial é fundamental para o sucesso, com atenção para manter o tubo endotraqueal seguro. O recorte de áreas de resistência também é frequentemente necessário e importante com este procedimento.[97]

Uma vez que a face média esteja adequadamente mobilizada, ela deve ser avançada para a posição pré-determinada, usando o splint oclusal pré-fabricado como referência. Uma referência vertical, como um fio de Kirschner na região nasofrontal, também deve ser usada para controlar a altura da face. Os fios de fixação intermaxilares são então aplicados. As estabilizações da placa óssea são colocadas nas regiões zigomática, orbital lateral e piriforme maxilar bilateralmente. Os defeitos ósseos são preenchidos com enxertos, tal como descrito anteriormente, e cravados ou fixados no local. A ressuspensão do canto lateral é efectuada com sutura reabsorvível 3-0. Os tecidos orais e o local da operação são irrigados e fechados com fio de sutura crómico 3-0. As incisões transconjuntivais são fechadas com fio de sutura de reabsorção rápida 6-0. Os escudos corneanos ou as suturas de tarsorrafia são removidos e a sucção forçada do globo é efectuada bilateralmente para assegurar a mobilidade do olho.[97]

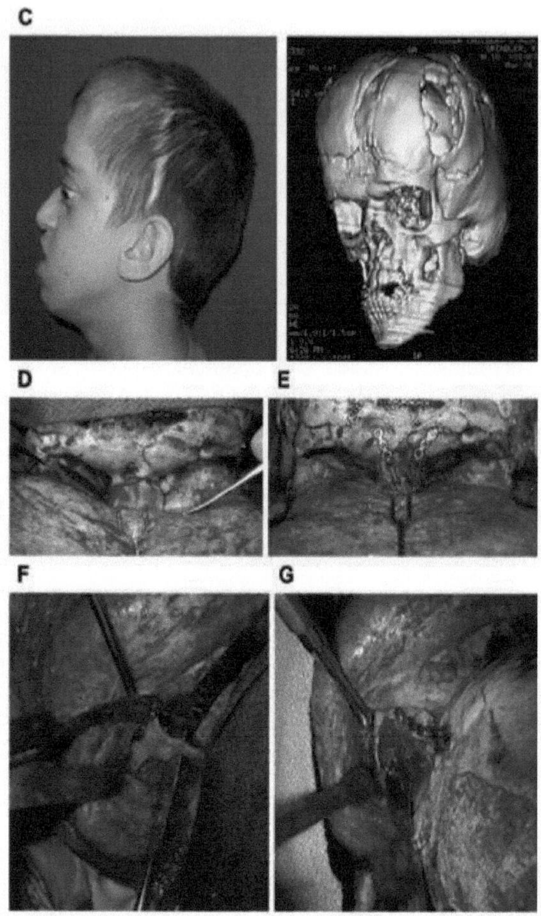

Fig. 56. Osteotomia subcraniana Le fort 3[97]

DEFORMIDADES MANDIBULARES PÓS-TRAUMÁTICAS

As fracturas mandibulares são uma das lesões maxilofaciais mais comuns. O seu tratamento tem sido tradicionalmente considerado como uma das pedras angulares da cirurgia oral e maxilofacial. Apesar de muitos avanços tecnológicos e técnicos, o regresso consistente dos pacientes ao seu estado anterior à lesão continua a ser um dos principais desafios na gestão destas lesões. Como resultado, um número inevitável de pacientes desenvolve resultados insatisfatórios. Erros de diagnóstico, má técnica cirúrgica, distúrbios de cicatrização ou complicações podem levar ao estabelecimento de deformidades mandibulares pós-traumáticas.

A não união, a má união/maloclusão ou a assimetria facial podem ser encontradas precocemente durante o processo de cicatrização ou como sequelas a longo prazo após a reparação inicial da fratura mandibular. Embora, ocasionalmente, estes problemas possam ser resolvidos de forma não cirúrgica, as reoperações desempenham um papel importante na gestão destes resultados indesejáveis.

AVALIAÇÃO DO PACIENTE

HISTÓRIA

Devem ser avaliados todos os dados pré-operatórios, intra-operatórios e pós-operatórios de tratamentos cirúrgicos e não cirúrgicos anteriores relacionados com o traumatismo mandibular. É necessária uma atenção especial nos casos em que existiam fracturas maxilares adicionais, devido à possibilidade de estas lesões contribuírem para a deformidade mandibular pós-traumática. A revisão da história pré-lesão permite ao clínico descobrir problemas pré-lesão ou terapias anteriores, como deformidades dento-esqueléticas não tratadas, disfunção da articulação temporomandibular (ATM), terapia ortodôntica ou cirurgia ortognática. Estas descobertas podem explicar melhor o mau resultado anterior e podem merecer uma alteração no plano de tratamento cirúrgico. Os modelos dentários e as fotografias destas terapias anteriores são sempre de grande valor para o diagnóstico e planeamento do tratamento. Devem ser tidos em consideração os pacientes com historial de imunossupressão ou abuso de polissubstâncias, devido à sua maior propensão para desenvolver complicações.[98]

EXAME

A palpação da mandíbula é necessária para avaliar eventuais deformações ósseas e a mobilidade mandibular e/ou dentária. O exame intra-oral inclui a oclusão, a cárie dentária, a higiene oral e a integridade da mucosa oral.

A determinação do grau de disfunção da ATM requer a quantificação da amplitude de movimento mandibular. A avaliação do nervo facial e do nervo trigémeo também deve ser documentada.

O exame radiográfico deve incluir imagens de qualquer uma das fases anteriores do tratamento. Se necessário, devem ser obtidas novas radiografias simples e tomografias computorizadas (TC) com ou sem reconstruções tridimensionais. Os modelos estereolitográficos também ajudam o médico a compreender melhor a deformidade e a estabelecer um plano de tratamento. Tecnologias mais recentes, como a simulação cirúrgica assistida por computador e a navegação craniomaxilofacial, têm sido utilizadas para a avaliação e correção de casos complexos de traumatismo facial.[98]

CAUSAS DAS DEFORMAÇÕES MANDIBULARES

As causas das deformidades mandibulares pós-traumáticas incluem:

1. Erros de diagnóstico
2. Má técnica cirúrgica
3. Redução inadequada da fratura
4. Fixação inadequada da fratura
5. Infeção
6. Doenças de cura

Erros de diagnóstico

A incapacidade de reconhecer a morfologia de uma fratura pode levar à seleção da abordagem cirúrgica errada e, eventualmente, do método de fixação errado. Por exemplo, uma fratura cominutiva extensa da mandíbula necessita de uma abordagem extra-oral para garantir uma visualização e fixação adequadas. Os fragmentos ósseos devidos a micro-fracturas adjacentes à fratura principal que não foram identificados e fixados podem tornar-se instáveis e conduzir potencialmente a infeção ou não união.[99]

Também é importante que o clínico esteja familiarizado com determinadas situações clínicas que são propensas a deformidades pós-traumáticas, tais como fracturas mandibulares unilaterais múltiplas, fracturas mandibulares em combinação com fracturas maxilares segmentares, ou fracturas mandibulares gravemente atróficas.[98]

Má técnica cirúrgica

Independentemente da técnica de redução e fixação utilizada, o estabelecimento inadequado da oclusão, a redução inadequada da fratura, a fixação inadequada da fratura, os danos nas raízes dos dentes, os danos nos nervos e a incapacidade de obter um encerramento primário correspondem a uma técnica cirúrgica deficiente

Estabelecimento inadequado da oclusão

A discrepância oclusal é uma das complicações mais frequentemente encontradas no tratamento de fracturas. A discrepância, que é evidente no pós-operatório, resulta do facto de a oclusão anterior ao trauma não ter sido respeitada no intra-operatório. A fixação inter-maxilar (FMI) intra-operatória deve reproduzir a oclusão anterior ao trauma e esta FMI deve ser mantida estável durante todo o procedimento de fixação. É importante assegurar que as facetas de desgaste pré-existentes nos dentes são visualizadas e que o FMI é feito na relação oclusal correcta. No caso de deslocamento grosseiro de fragmentos de fratura, os locais de fratura têm de ser primeiro expostos e reduzidos e, em seguida, os dentes devem ser colocados em oclusão e o FMI deve ser efectuado. Desta forma, evita-se o FMI forçado, que pode apresentar-se como uma oclusão desordenada quando o FMI é libertado após a fixação da fratura.[99] **Redução inadequada da fratura**

Este pode ser o caso nas fracturas sinfisárias, em que a redução no córtex lingual não é tida em consideração, ou nas fracturas múltiplas da mandíbula, em que é importante reduzir todas as fracturas antes da aplicação da fixação. As fracturas mal reduzidas têm um contacto ósseo deficiente, o que leva à mobilidade entre os fragmentos. Os fragmentos que não são corretamente reduzidos podem provocar a não união, a má união/maloclusão ou a assimetria facial.[98]

Uma manobra útil é utilizar um gancho de osso e desimpactar a fratura. Isto permite a mobilidade e a subsequente redução precisa da fratura, juntamente com a irrigação adequada do hematoma da fratura. Se as extremidades da fratura não estiverem estáveis, pode ser utilizada uma pinça redutora de osso para reduzir e estabilizar a fratura, enquanto se executa a fixação.[99]

Fixação inadequada da fratura

A estabilidade das fracturas é essencial para a consolidação óssea. Os princípios biomecânicos são fundamentais na execução da fixação necessária. A violação comum dos princípios de fixação rígida inclui uma placa demasiado pequena, uma placa em vez de duas, a colocação de um parafuso na linha de fratura, um número insuficiente de parafusos por lado da fratura e uma flexão inadequada da placa. Normalmente, é utilizado um sistema de placas de 1,5/1,7 mm para o maxilar e um sistema de 2 mm para a mandíbula. Evitar o sobreaquecimento do osso durante a aplicação das ferragens, o que poderia levar à necrose. Qualquer corpo estranho deve ser removido.[98]

Infeção

As causas das infecções pós-operatórias são multifactoriais, tendo sido descritas na literatura causas como a instabilidade, a falha do hardware, os dentes na linha de fratura, os doentes medicamente comprometidos, o atraso no tratamento e os doentes não conformes.[100]

A osteomielite pode resultar de um tratamento tardio ou inadequado das infecções pós-operatórias. A osteomielite mandibular pós-traumática ocorre em 1% a 6% dos casos e é mais comum na doença crónica. Os tratamentos cirúrgicos incluem desbridamento, sequestrectomia, ressecção mandibular e imobilização dos fragmentos[101]

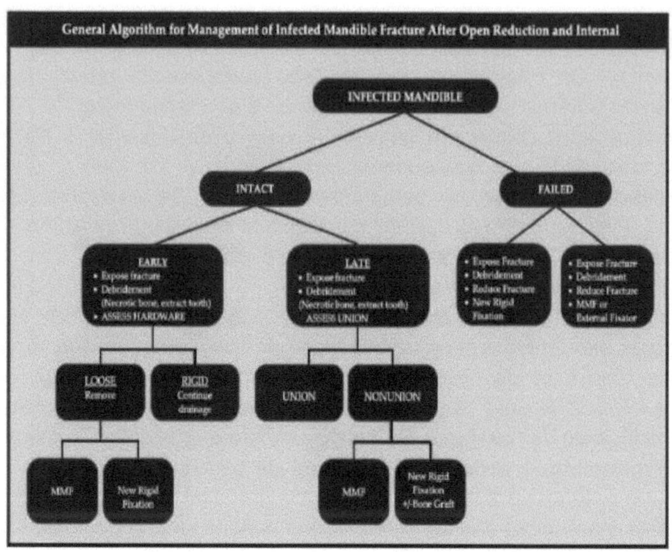

Algoritmo para o tratamento da mandíbula infetada após redução aberta e fixação interna[98]

Cura de deficiências

As doenças sistémicas subjacentes, os estados de deficiência crónica, a utilização crónica de esteróides ou de bifosfonatos estão associados a uma cicatrização deficiente após o tratamento de fracturas. Também foi identificado na literatura um risco acrescido de complicações em doentes que abusaram de álcool e drogas[102]. O papel da doença sistémica e do abuso de polissubstâncias durante o planeamento do tratamento para reoperação não pode ser subestimado. Várias doenças ou anomalias sistémicas têm sido associadas a deficiências de cicatrização, incluindo diabetes, anemia, infeção pelo vírus da imunodeficiência humana (VIH), hiperparatiroidismo, hipertiroidismo, osteomalácia, osteopetrose, doença renal crónica, osteogénese imperfeita, doença de Paget, deficiências de vitamina B ou C e utilização crónica de esteróides ou bifosfonatos.[98]

REOPERAÇÃO NAS DEFORMIDADES MANDIBULARES PÓS-TRAUMÁTICAS As deformidades mandibulares pós-traumáticas que podem exigir uma reoperação para a sua correção incluem a não união, a má união/maloclusão e a assimetria facial. Estas deformidades podem estar presentes isoladamente ou em combinação, e uma deformidade pode ser a causa da outra (por exemplo, a má união produzindo assimetria facial).

NÃO UNIÃO

Uma não união é uma fratura com cicatrização interrompida que requer terapia cirúrgica adicional para alcançar a união. Haug e Schwimmer consideraram uma não união qualquer fratura mandibular que exibisse mobilidade após 4 semanas sem tratamento ou após 8 semanas com tratamento cirúrgico.[103] **DEFINIÇÃO**

Não união - Qualquer fratura que não se tenha unido ao fim de seis meses. Uma variante da não união é a pseudoartrose, na qual existe uma verdadeira falsa articulação com selagem da cavidade medular, formação de cartilagem articular e uma pseudofóvea articular. A pseudartrose é ilustrada pela quase-artrose que é deliberadamente criada pela terapia funcional de uma fratura do colo do côndilo ou fratura-luxação da articulação temporomandibular.[115]

A **"consolidação tardia"** está presente numa fratura que não se consolida entre a sexta e a décima segunda semana de pós-operatório.[115]

CLASSIFICAÇÃO[115]

As não-uniões podem ser divididas em dois grandes grupos clínicos: não infectadas e infectadas.

Dentro destes grupos, pode ainda ser dividida em não-união vascular reactiva, por oposição à não-união avascular não reactiva.

A incidência de não união em fracturas mandibulares tem sido relatada como sendo de 0,1% a 9%, mas as taxas variam consideravelmente quando se avaliam técnicas de fixação específicas.

CAUSAS DA NÃO UNIÃO[58]

As causas são multifactoriais; no entanto, vários factores contribuem para esta situação, tais como 1. infeção dos tecidos moles, necrose óssea em ambos os lados da fratura 2. osteomielite

3. Mobilidade da fratura, interposição de tecidos moles
4. Redução inexacta
5. Atraso no tratamento
6. Dentes na linha de fratura
7. Abuso de álcool e drogas
8. Cirurgião inexperiente e fraca adesão do doente.
9. Factores metabólicos

De acordo com De Souza e colegas, o movimento precoce após a fixação é o principal contribuinte para a não união.[104]

Um número considerável de não uniões é secundário à infeção. Ellis e Walker sugeriram que o ambiente hipóxico do tecido cicatricial após uma infeção pós-operatória induz a falta de tecido ósseo.[105]

As grandes lacunas de fratura ou as fracturas cominutivas também podem levar a não uniões devido ao aprisionamento de tecidos moles e ao fraco contacto ósseo. As fracturas mandibulares gravemente atróficas também são particularmente susceptíveis de desenvolver uma não união porque o contacto ósseo entre os segmentos da fratura é insuficiente e é mais provável que ocorra mobilidade mandibular.

O diagnóstico de não união mandibular é geralmente feito através de exame clínico após a identificação de mobilidade mandibular persistente ou sensibilidade no local da fratura. A radiolucência irregular com extremidades de fratura mosqueadas e/ou afrouxamento do hardware são achados radiográficos que também apoiam o diagnóstico. Quando são utilizadas técnicas de redução fechada, o diagnóstico de não união surge após a libertação do MMF.[105]

O ângulo mandibular (50,0%) e o corpo (27,8%) foram as localizações anatómicas mais comuns para a não união, recapitulando os resultados de várias revisões anteriores. O corpo e o ângulo são os locais de maior risco para forças de torção e cantilever durante a lesão inicial, e o corpo pode ter um suprimento sanguíneo deficiente com atrofia óssea associada, especialmente em pacientes edêntulos.[106]

Apesar dos avanços modernos, Mathog et al verificaram que a incidência de pseudartrose não diminuiu, mas que a taxa de pseudartrose era mais elevada quando existiam múltiplas fracturas e variava consoante a técnica de fixação (parafusos lag: 8%; placas de fixação interna rígida: < 3% e miniplacas não compressivas champy: < 2-24%).2 Isto realça a dificuldade de estabilização quando estão envolvidas múltiplas fracturas e a importância de escolher as técnicas correctas de estabilização. De um modo geral, na era moderna, existem apenas algumas situações em que um cirurgião pode necessitar de uma abordagem em duas fases para reparar uma não união (infetada ou não infetada). Uma dessas situações é na presença de um défice significativo de tecidos moles.[106]

Após o desbridamento, pode verificar-se um mau contacto ósseo entre os segmentos, sendo que o espaço máximo de cicatrização entre fragmentos é de 3 mm2 . Os NVBGs podem ser colhidos do ílio, costela, fíbula, calvária ou até mesmo do ramo11 e apresentam as vantagens de tempos cirúrgicos mais curtos, menor perda de sangue e custos mais baixos do que os enxertos ósseos vasculares (VBGs).[107]

No entanto, a utilização de um NVBG é limitada pelo tamanho do defeito e pela cobertura suficiente de tecido mole. Várias fontes afirmam que a falha dos enxertos ósseos não vascularizados está intimamente relacionada com o comprimento do defeito. Pogrel et al, compararam os NVBGs com os VBGs e encontraram uma taxa de sucesso de 95% nos VBGs e 72% nos NVBGs. Verificaram que o insucesso dos NVBGs estava diretamente relacionado com o comprimento do defeito, observando uma taxa de insucesso de 17% para enxertos com menos de 6 cm de comprimento.[108]

TRATAMENTO E CONSIDERAÇÕES CIRÚRGICAS

As não-uniões mandibulares são melhor abordadas por uma abordagem extra-oral.

A abordagem externa foi utilizada na maioria dos pacientes (77,8%) e é frequentemente preferida porque oferece visualização direta do local da fratura, adaptação mais fácil da placa e isolamento da contaminação salivar.[106] A visualização ampla e direta do local da fratura permite um melhor desbridamento da área de qualquer tecido fibroso, osso necrótico ou hardware falhado. Idealmente, o desbridamento ósseo requer a presença de osso sangrante. Uma vez obtida a oclusão adequada e o MMF, a fratura é reduzida e é colocada uma placa de reconstrução devidamente ancorada com parafusos afastados da fratura (3-4 parafusos de cada lado da fratura). Foram descritas na literatura recomendações de colocação dos parafusos a uma distância não superior a 7 a 10 mm, com a justificação de que, embora o osso possa parecer normal, existe menos conteúdo mineral a vários milímetros da fratura. Em pacientes mais jovens ou em áreas bem vascularizadas, a união geralmente ocorre se o gap ósseo for pequeno. Se existir um contacto ósseo inadequado, é necessário efetuar um enxerto ósseo autógeno para restabelecer a continuidade da mandíbula.[109]

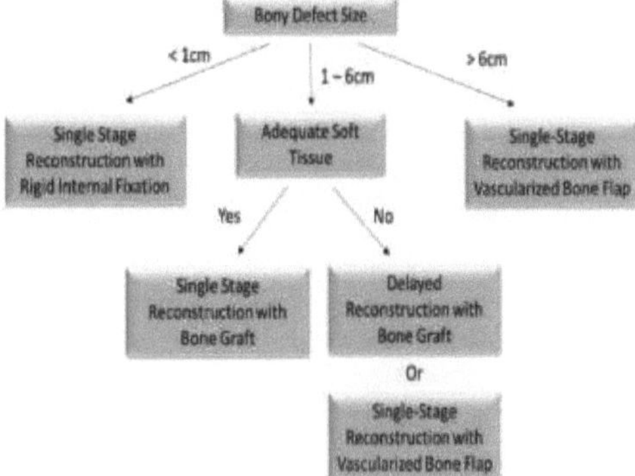

Algoritmo de tratamento para casos de não união mandibular[106]

MALUNIÃO

Definição - A malunião é definida como a cicatrização do osso numa posição anormal. Nas fracturas da mandíbula, a redução ou fixação inadequadas são as causas da malunião. Uma das chaves para evitar esta complicação é a colocação correcta da fixação maxilomandibular no início do caso.

As armadilhas que levarão à má união são a rotação, a má visualização e a telescopagem de segmentos ósseos causada pela tração dos músculos mastigatórios. Por exemplo, a rotação da mandíbula em direção lingual no alvéolo ou na margem do dente é uma ocorrência comum em fracturas cominutivas e em fracturas parassinfisárias e subcondilianas bilaterais. A visualização adequada dos fragmentos da fratura é essencial para garantir uma fixação correcta.

Se a má união mandibular for detectada precocemente antes da união completa, um período de fixação maxilomandibular pode corrigir o problema com a adição de tração elástica.

No entanto, se a malunião for detectada mais tarde, a tração elástica servirá apenas para distrair os dentes. No caso de uma má união estabelecida, o tratamento formal envolve osteotomia e fixação repetida.

A osteotomia pode ocorrer no local da fratura ou noutro local. Por exemplo, a má união condilar com encurtamento do ramo pode ser corrigida com uma osteotomia de divisão sagital, desde que o movimento da ATM seja adequado.

Pelo contrário, se a malunião ocorrer no corpo ou na área parassinfisária, recomenda-se uma osteotomia no local da fratura. As osteotomias podem ser concebidas de forma faseada para permitir o realinhamento com contacto ósseo persistente. Por fim, tal como no caso da não-união, recomenda-se a utilização de enxertos ósseos nos casos em que exista um gapping. Apenas devem ser utilizados breves períodos de fixação maxilomandibular nos doentes para evitar a rigidez da articulação.[104]

TRATAMENTO E CONSIDERAÇÕES CIRÚRGICAS

A má oclusão e a má união resultantes de fracturas mandibulares não-condilares podem ser abordadas de forma semelhante a uma reparação original. Primeiro, a fixação maxilomandibular (MMF) é colocada e o hardware anterior é removido. Em seguida, os segmentos fracturados são realinhados e refixados na posição correcta. O MMF é então libertado para confirmar a oclusão.

Na reparação tardia de maluniões, pode ser efetuada uma osteotomia no local da fratura original, mas também podem ser efetuadas osteotomias sagitais ou verticais do ramo. A primeira seria escolhida se o realinhamento no local original da fratura corrigisse uma má oclusão óbvia. Isto é válido para as fracturas em segmentos dentários, como o corpo ou a sínfise. É utilizada uma tala cirúrgica pré-fabricada para definir a oclusão planeada e é aplicada uma nova fixação rígida.[107]

A abordagem cirúrgica depende das osteotomias a efetuar. Uma vez cortada a mandíbula, a oclusão é fixada com a ajuda da tala cirúrgica. O MMF é obtido e uma nova fixação rígida é aplicada. A oclusão é verificada novamente após a libertação do MMF. Raramente, o espaço entre as osteotomias requer um enxerto ósseo.

MALUNIÃO SECUNDÁRIA A FRACTURAS CONDILARES

As más oclusões secundárias a fracturas condilares ocorrem por uma de duas razões: ausência de tratamento ou tratamento mal sucedido de uma fratura condilar. A incidência de má-oclusão secundária a fracturas do côndilo não é conhecida, mas tem sido referida como ocorrendo em qualquer lugar entre 1,44 e 13% dos casos. O tratamento da má oclusão tem sido variado. Dependendo da sua gravidade, as opções de tratamento incluem reabilitação funcional, equilíbrio oclusal, remoção de dentes hiper oclusivos, ortodontia, reconstrução protética da dentição, cirurgia ortognática, reconstrução temporomandibular e combinações destes métodos[105]

Uma vez que se compreenda que a posição do côndilo mandibular pode repousar em várias posições, mas mantendo a harmonia com a oclusão, e que as tentativas de colocar o côndilo na posição "correcta" dentro da fossa falham frequentemente, podem ser desenvolvidos esquemas de tratamento para pacientes que se apresentam tardiamente com más oclusões que ocorrem secundariamente a fracturas condilares. A variável mais importante a considerar é o grau de deformidade do ramo mandibular com a consequente má oclusão. Se o ramo mandibular estiver severamente encurtado e multifragmentado, e/ou se o paciente tiver uma má oclusão acentuada com necessidade de um movimento extremamente grande da mandíbula para obter uma boa oclusão, a reconstrução da ATM pode ser a opção preferida. Se este não for o caso, as variáveis mais importantes são a presença de fracturas condilares unilaterais ou bilaterais, o tempo decorrido entre a lesão e o tratamento da má oclusão, e a disponibilidade de uma dentição estável.[105]

Reconstrução da articulação temporomandibular

Os doentes com anquilose intracapsular e com uma deformidade grave também podem beneficiar da reconstrução da ATM. A reconstrução da ATM não só proporciona uma articulação craniomandibular, como também pode dar suporte esquelético para manter a posição da mandíbula na sua posição oclusal correcta. A escolha da técnica de reconstrução da ATM fica ao critério do cirurgião e pode incluir materiais autógenos ou aloplásticos.

TRATAMENTO

Má oclusão presente há menos de 3 meses

O tratamento de más oclusões secundárias a fracturas condilares de forma retardada pode ser realizado com sucesso com terapia funcional até 3 meses. Nos primeiros meses, ocorre uma remodelação considerável dos tecidos moles e ósseos da ATM, que só fica completa ao fim de muitos meses.

O doente é submetido a uma anestesia geral e, se a mandíbula for hipomóvel, é efectuada uma dilatação forçada (brisamento) para assegurar uma abertura incisal sob anestesia de >50 mm. A abertura mais ampla possível é produzida aquando da cirurgia para ajudar a assegurar uma abertura incisal estável para além de 40 mm após a conclusão da fisioterapia e da reabilitação.[105]

Com o paciente sob anestesia geral, se a mandíbula puder ser facilmente posicionada numa relação oclusal normal com a maxila, as barras da arcada são fixadas aos dentes. O doente é submetido ao processo de reabilitação habitual de 3 meses que seria utilizado para uma fratura recente.[105]

São colocados tão poucos elásticos quanto necessário para permitir que o paciente morda em uma oclusão adequada, porque o objetivo é permitir uma gama completa de função mandibular enquanto a posição oclusal adequada é mantida quando o paciente fecha. A adição de fios esqueléticos à volta das barras da arcada pode ser considerada para ajudar a minimizar as alterações dentoalveolares que podem ocorrer com a tração elástica (erupção dos dentes).3 É necessário um mínimo de 3 meses de reabilitação. Pode demorar mais tempo e não ser tão bem sucedida no tratamento de fracturas bilaterais, porque a biomecânica da posição mandibular é muito mais perturbada com a perda de ambas as articulações temporomandibulares.[105]

Má oclusão presente há mais de 3 meses

Com más oclusões de longa data ou aquelas em que o paciente está sob anestesia geral e a mandíbula não pode ser facilmente manipulada para uma oclusão normal com a maxila, a capacidade de obter um resultado satisfatório utilizando métodos fechados é menor. Nestes casos, criamos uma articulação craniomandibular estável e uma boa função mandibular para ser seguida mais tarde com cirurgia ortognática. Há pacientes que apresentam más oclusões pós-traumáticas secundárias a fracturas do processo condilar que têm um movimento mandibular excelente e de amplitude total. Estes doentes podem ser planeados e tratados como um caso normal de cirurgia ortognática.

No caso de fracturas condilares unilaterais, trata-se normalmente de uma osteotomia sagital do ramo mandibular no lado da fratura. Pode obter-se um resultado mais previsível fazendo uma osteotomia em ambos os lados da mandíbula, apesar de estar envolvida apenas uma fratura condilar, a osteotomia sagital do ramo é feita no lado da lesão e os segmentos proximal e distal são separados. Em seguida, manipulamos o segmento oclusal da mandíbula para ver até que ponto ela gira passivamente em oclusão com a maxila. Se o movimento não for extremamente passivo, é efectuada uma osteotomia sagital ou vertical do ramo do outro lado.

Se um doente tiver fracturas condilares bilaterais e apresentar uma mordida aberta anterior, a escolha entre realizar uma cirurgia mandibular ou maxilar depende da posição da linha média dentária inferior. Se a linha média dentária inferior estiver deslocada para um lado, a mordida aberta é fechada utilizando osteotomias de divisão sagital bilateral. Se a mordida aberta anterior for simétrica, com a linha média dentária inferior coincidente com a linha média dentária superior, podem ser efectuadas osteotomias do ramo sagital bilateral ou uma osteotomia maxilar Le Fort I com impactação posterior. Esta última não requer a manipulação dos ramos mandibulares, onde se localizam os mal-uniões condilares. A cirurgia ortognática não é recomendada em pacientes com hipomobilidade mandibular. Isso não só dificulta a cirurgia intrabucal, como também agrava a hipomobilidade desses pacientes, acrescentando os efeitos cicatriciais de uma ferida cirúrgica. A fisioterapia pós-cirúrgica para esses pacientes também é difícil devido ao desconforto causado pela cirurgia.[105]

ASSIMETRIA FACIAL

A assimetria facial pode ser encontrada precocemente durante o período de cicatrização, secundária a uma redução inadequada ou como sequela a longo prazo após maluniões ou, menos frequentemente, não-uniões. Durante as fases iniciais da cicatrização, o diagnóstico clínico é difícil devido ao inchaço pós-operatório, mas se houver suspeita, exames de imagem como a radiografia cefalométrica antero-posterior ou a tomografia computadorizada podem confirmar o diagnóstico. O clínico deve estar ciente de vários cenários clínicos que têm o potencial de desenvolver assimetrias faciais. Um bom exemplo é a redução inadequada com uma combinação de fracturas da sínfise mandibular e subcondilianas. Nestes casos, o aperto excessivo do MMF causa rotação dos segmentos, com perda de contactos linguais e alargamento do bordo inferior da mandíbula. Além disso, se uma fratura segmentar da maxila também for encontrada, a capacidade de restabelecer uma forma de arco é perdida e pode resultar em alargamento ou assimetria facial. A presença de múltiplas fracturas mandibulares unilaterais, como o ângulo e o côndilo mandibular, também foi descrita como fator de risco. Além disso, a cominuição grave do corpo mandibular, que resulta na incapacidade de obter um contacto ósseo íntimo de todos os pequenos fragmentos, pode produzir um arqueamento do bordo inferior, de modo a que o lado lesionado fique mais baixo do que o lado não lesionado. Em casos raros, a assimetria facial é causada pela perda de altura posterior, como na reabsorção grave ou no mau posicionamento do côndilo após uma abordagem aberta. Normalmente, estes doentes apresentam queixas de dor e disfunção da ATM e necessitam frequentemente de substituições totais da ATM autógenas ou aloplásticas.[98]

TRATAMENTO E CONSIDERAÇÕES CIRÚRGICAS

A assimetria facial é tratada da mesma forma que as maluniões/maloclusões. Se a assimetria facial for diagnosticada precocemente, a mandíbula é abordada através da reparação original. As ferragens são removidas, a fratura é reduzida adequadamente e é colocada uma nova fixação.

Se a assimetria facial for devida a uma fratura da sínfise, Ellis e Tharanon recomendam pressionar medialmente os ramos mandibulares até que as córtices vestibulares comecem a separar-se, indicando que as córtices linguais estão em contacto e que foi conseguida uma redução adequada.[110]

As assimetrias faciais estabelecidas são tratadas de forma semelhante à cirurgia ortognática. São efectuadas análises faciais, dentárias e radiográficas. A determinação das osteotomias e o fabrico da tala baseiam-se nos resultados das análises anteriores e na cirurgia de modelo.

A abordagem cirúrgica é intra-oral ou extra-oral, consoante a localização e o tipo de osteotomia a utilizar. Antes de cortar a mandíbula, todas as ferragens são removidas. Depois de a mandíbula ter sido cortada, a oclusão é estabelecida e é aplicada uma nova fixação. Se a lesão original incluir uma fratura maxilar, pode ser necessária uma osteotomia Le Fort I para corrigir a deformidade.

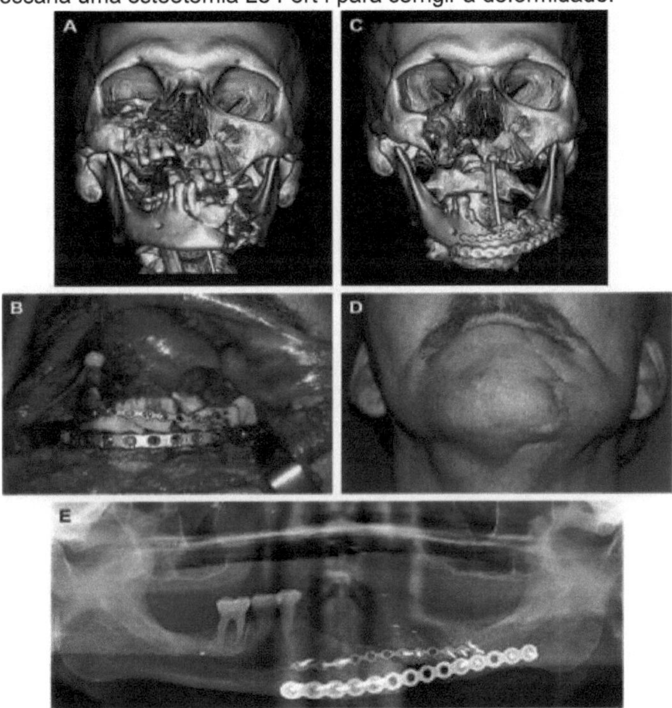

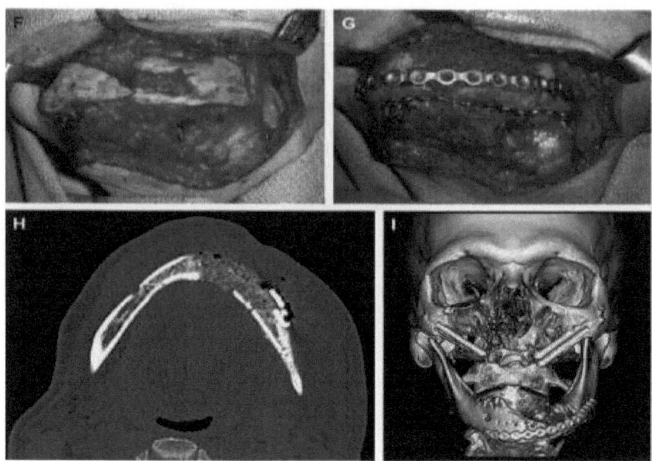

Fig. 57. Tratamento da não união mandibular com desbridamento seguido de enxerto ósseo autógeno e fixação. Reabilitação maxilar efectuada posteriormente com implantes zigomáticos.[9]

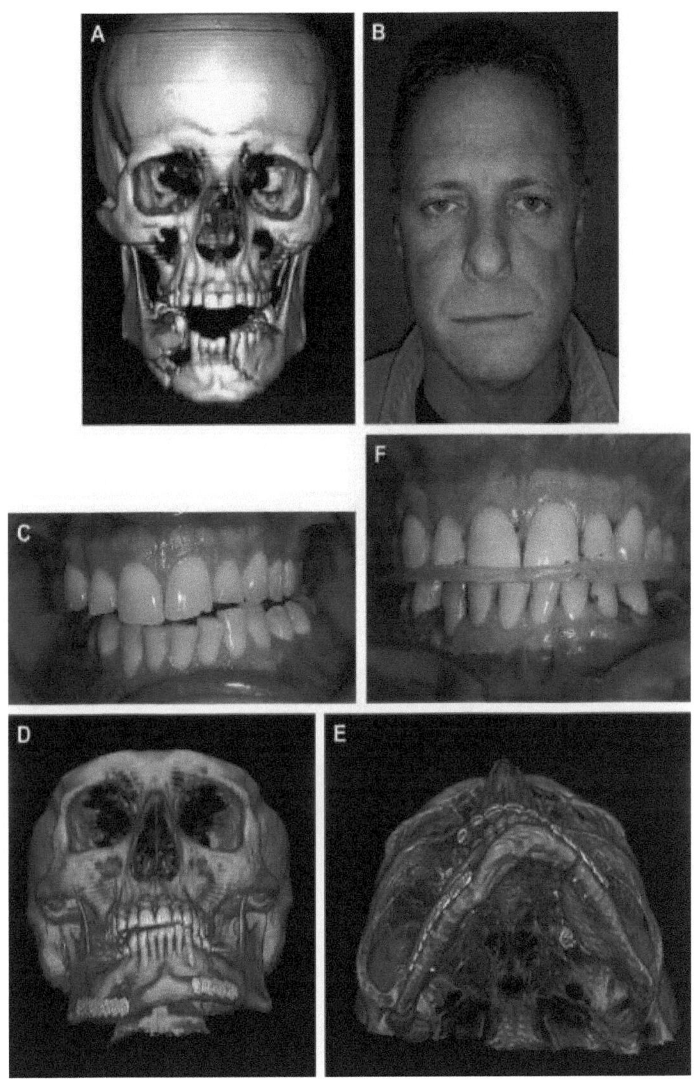

A
B
C
F
D
E

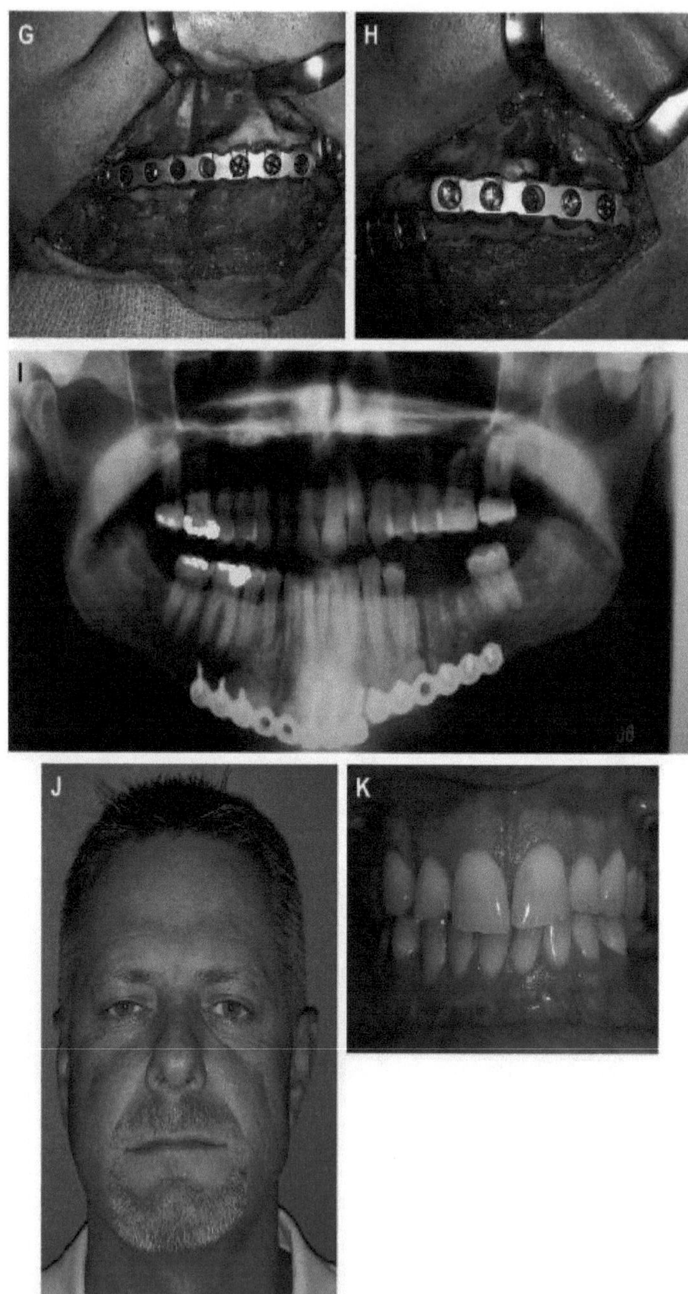

Fig. 58. Tratamento da malunião gerida por osteotomia e fixação, estabilização oclusal efectuada com uma tala.[98]

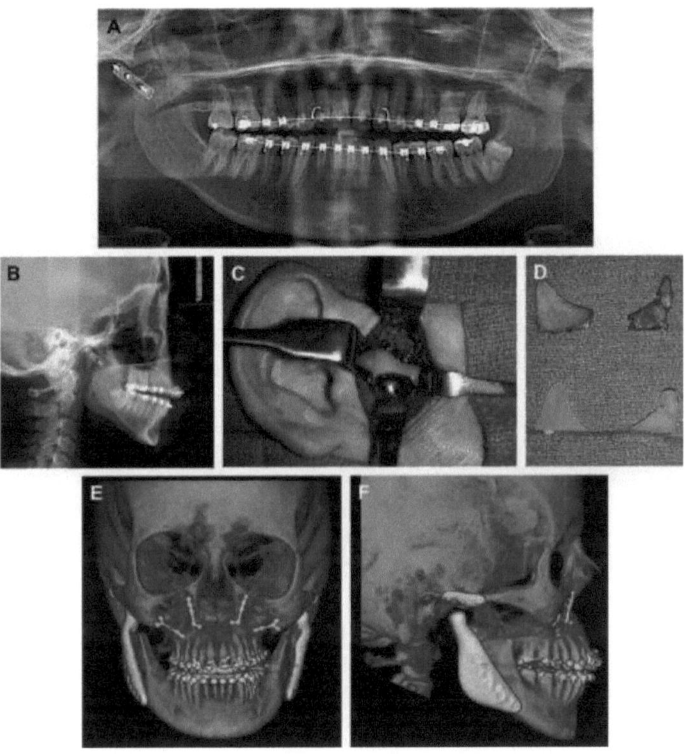

Fig. 59. Tratamento da má oclusão pós-traumática através de Substituição aloplástica da ATM e osteotomia de Lefort 1[98]

As opções cirúrgicas podem ser amplamente divididas em condilectomias (com ou sem enxertos), uso de enxertos articulares parciais ou totais, osteotomias deslizantes do ramo e artroplastias totais da ATM. As condilectomias são frequentemente realizadas com enxerto de cartilagem (costocondral ou da crista ilíaca) para manter a altura da RCU, mas podem ser realizadas sem enxerto, especialmente quando realizadas bilateralmente, embora com encurtamento da altura facial posterior. Enxertos articulares usando metade da ATM contralateral ou cabeças metatarsianas, metacarpianas, fibulares e esternoclaviculares foram descritos na literatura, mas estão associados a uma morbidade significativa do local doador.

As osteotomias do ramo oferecem várias vantagens em relação a ambas as técnicas. Evita a necessidade de colheita de enxertos e o seu fornecimento de sangue pediculado oferece

A cicatrização é superior em comparação com a cartilagem livre ou o enxerto articular. Além disso, uma vez que o côndilo não é removido, estes procedimentos e a artroplastia total da ATM podem ainda ser efectuados posteriormente como procedimento secundário de salvamento. A artroplastia total da ATM pode ser efectuada como um procedimento de dois passos (excisão da ATM anquilótica e imagiologia pós-operatória para o fabrico de uma prótese CAD/CAM (desenho assistido por computador/fabrico assistido por computador) para implantação subsequente) ou de um passo, em que são utilizados implantes de stock de melhor ajuste e a fossa glenoide e o ramo mandibular são contornados para um bom ajuste. Embora a primeira opção proporcione os melhores resultados, requer custos adicionais e conhecimentos cirúrgicos. Como tal, é frequentemente reservada para casos em que as cirurgias anteriores falharam ou em que existe uma anquilose grave. Osteotomia unilateral ou bilateral para a má oclusão unilateral por mordida aberta Desde a sua descrição, há mais de sessenta anos, a osteotomia sagital superior dividida (SSO) de Trauner e Obwegesser tem sido o procedimento mais comum realizado para a correção da assimetria mandibular. Tradicionalmente, prefere-se a SSO bilateral em vez da unilateral (USSO) para evitar a rotação excessiva do côndilo contralateral, que pode resultar em DTM, reabsorção condilar e anquilose da ATM, apesar de esta implicar o dobro da morbilidade, com um tempo de cirurgia mais longo e envolver a operação numa hemi-mandíbula normal.[111]

O tratamento não cirúrgico da não união e da má união pode ser tentado até 6 meses após o tratamento primário. Se for efectuada uma cirurgia, esta deve ser realizada precocemente (6 meses ou antes) em vez de tardiamente (18 meses ou mais) para obter melhores resultados. As opções cirúrgicas específicas dependem do grau de deformidade (deformidade unilateral ou bilateral e com ou sem ATM funcional intacta) e da preferência do cirurgião. No caso das DTM, a ressecção condilar e as osteotomias do ramo podem ser realizadas em primeiro lugar com segurança, enquanto a substituição ou reconstrução condilar, que requerem equipamento, experiência e conhecimentos consideráveis, é realizada como procedimento de recuperação. Na má oclusão por mordida aberta unilateral, a cirurgia mandibular unilateral pode ser realizada quando o grau de correção necessário for inferior a 7 mm, mas se, no intra-operatório, a mandíbula não rodar livremente para a oclusão, deve ser realizada uma osteotomia contralateral na mesma sessão. As deformações assimétricas da mordida aberta anterior devem ser corrigidas com cirurgia mandibular bilateral em vez de cirurgia maxilar.[111]

TRATAMENTO DAS DEFORMAÇÕES DENTOALVEOLARES

A osteotomia subapical segmentar é uma técnica de cirurgia ortognática utilizada em casos de más oclusões dentoesqueléticas que não podem ser tratadas apenas com o tratamento ortodôntico convencional. A sua utilização tem sido direccionada para a obtenção de estabilidade oclusal através do movimento dentoalveolar. Com esta técnica pode estabelecer-se uma relação oclusal favorável, permitindo assim uma boa interação entre as arcadas dentárias na mastigação durante os movimentos mandibulares. Estas alterações dento-alveolares são realizadas no sentido axial, antero-posterior, transversal e vertical com um impacto alvéolo-dentário. Os movimentos de intrusão são úteis quando é necessário mobilizar mais de 2 mm em pacientes adultos.[112]

OPÇÕES DE RECONSTRUÇÃO[113]

A reconstrução mandibular moderna exige que os cirurgiões tenham muitas opções à sua disposição. Estas modalidades de reconstrução incluem barras de reconstrução com ou sem retalhos miocutâneos pediculados, aloplastos, enxertos livres incluindo osso particulado ou cortical, retalhos osteomiocutâneos pediculados e uma variedade de retalhos ósseos vascularizados livres.

Placas de reconstrução

As placas e parafusos de reconstrução mandibular são os dispositivos aloplásticos mais utilizados para a reconstrução mandibular. Os metais mais comuns utilizados no fabrico destas placas são o aço inoxidável, o vitálio e o titânio. O vitallium é uma liga de cobalto, crómio e molibdénio. Este tipo de placa parecia inicialmente ideal, no entanto, a baixa maleabilidade pode dificultar a sua aplicação. As placas de reconstrução de aço inoxidável AO e de titânio AO foram desenvolvidas na tentativa de encontrar uma opção de reconstrução mandibular que fosse rápida, de fase única e fiável, mantendo a função e a forma orais. Estas placas têm sido utilizadas com taxas de sucesso variáveis. O sistema de placa de reconstrução oca osseointegrada de titânio (THORP) utiliza um parafuso oco de titânio perfurado que permite o crescimento ósseo e a osseointegração, o que, em teoria, aumenta a estabilidade da interface osso-parafuso. O desenvolvimento da THORP foi uma tentativa de resolver as falhas dos sistemas de placas mais antigos. Esta placa tem um parafuso oco feito de titânio com perfurações ao longo do corpo do parafuso que permitem o crescimento ósseo e resultam numa maior estabilidade da placa na interface osso-parafuso. Um parafuso de expansão dentro da cabeça do parafuso permite que a placa seja ancorada ao parafuso interósseo em vez de ser comprimida na mandíbula subjacente. Este facto evita a necrose por pressão do osso subjacente, diminuindo o potencial de falha da placa na interface osso-parafuso[113]

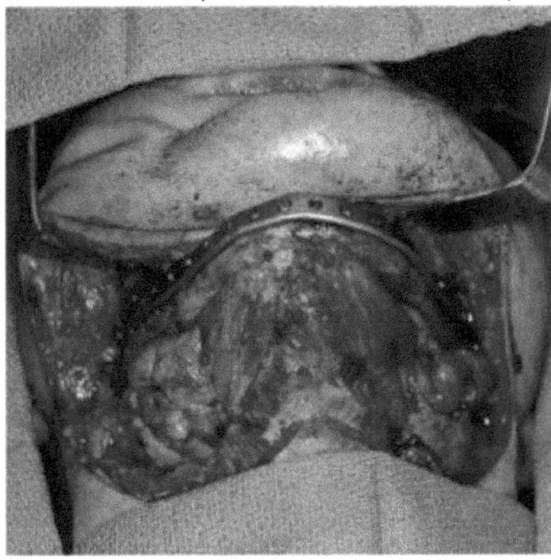

Fig. 60. Utilização de placa de reconstrução após desbridamento[106]

Enxerto ósseo não vascularizado É efectuado para pequenos defeitos da mandíbula com pouca ou nenhuma perda de tecido mole. O enxerto ósseo é colocado num leito bem vascularizado. Os fragmentos ósseos adjacentes são despojados de periósteo para que se estabeleça um contacto adequado entre osso e osso. Os locais doadores comuns para enxertos ósseos não vascularizados são a costela e a crista ilíaca.

A costela pode ser utilizada como enxerto de costela inteira ou dividida. O enxerto de costela inteira é menos bem sucedido porque a sua revascularização é muito lenta devido à ausência de osso esponjoso exposto. Pelo contrário, os enxertos de costela dividida fornecem grandes áreas de osso esponjoso exposto para a sua rápida revascularização. Dois enxertos de costela dividida (unidos um ao outro anteriormente e inseridos nos ramos posteriormente em cada lado - técnica de Frys) podem ser usados para reconstruir toda a mandíbula. A crista ilíaca é outro local preferido para enxertos ósseos não vascularizados, pois fornece uma boa quantidade de osso cortical e esponjoso e é facilmente acessível. Pode ser utilizada para reconstruir defeitos de tamanho médio, bem como para a reconstrução de todo o ramo e da porção posterior do corpo mandibular. Devido à sua curvatura natural, a crista ilíaca pode ser esculpida para reconstruir a hemi-mandíbula. É necessário um planeamento pré-operatório cuidadoso, a conceção do modelo e a seleção do lado.[113]

Osso ilíaco

O osso colhido é principalmente osso esponjoso e é um excelente substrato para implantação devido à sua altura e espessura substanciais. O osso ilíaco pode ser contornado para se adaptar à maioria dos defeitos mandibulares segmentares. As osteotomias de abertura realizadas no osso ilíaco permitem a reconstrução fiável de defeitos mandibulares anteriores.[113]

Costela costocondral

O enxerto costocondral é utilizado predominantemente para a reconstrução condilar em crianças e adolescentes. A vantagem do enxerto costocondral em relação a outras modalidades de reconstrução é o facto de ter o potencial de crescimento contínuo. Esta vantagem torna-o um enxerto melhor do que o retalho de fíbula quando utilizado em pacientes em crescimento. Este benefício traz consigo algumas incertezas. Foi demonstrado que o enxerto cresce a um ritmo diferente do côndilo natural contralateral, enquanto outros demonstraram que não há crescimento, há crescimento excessivo e há crescimento deficiente.[113]

Substitutos de enxertos ósseos

Os substitutos ósseos adicionais para a reconstrução mandibular incluem uma variedade de enxertos autólogos de osso livre, mandíbula irradiada ou criopreservada e materiais aloplásticos. O sucesso global destes materiais na reconstrução imediata também tem sido dececionante.

Retalhos livres vascularizados

O osso vascularizado permite a cicatrização independentemente de um leito recetor comprometido. Isto contrasta com o osso não vascularizado, que cicatriza através da reabsorção do osso antigo e da deposição de osso novo, ou seja, substituição rasteira. Os retalhos livres microvasculares permitem fiabilidade e estabilidade a longo prazo, juntamente com a capacidade de osseointegração numa fase primária. Além disso, para defeitos mandibulares anteriores, nenhum outro método de reconstrução tem a capacidade dos retalhos ósseos vascularizados para fornecer um arco sólido necessário para restaurar a forma e a função. Quando o defeito inclui tecido mole, o retalho também deve fornecer tecido mole adequado para restaurar a função.[113]

Retalho livre fibular

O retalho livre do perónio recebe o seu fornecimento de sangue da artéria peroneal através de ramos endosteais e periosteais. O excelente suprimento sanguíneo segmentar e periosteal permite que a fíbula seja osteotomizada quantas vezes forem necessárias. Como recebe um suprimento sanguíneo segmentar e intraósseo, podem ser efectuadas múltiplas osteotomias sem desvascularizar o osso. O comprimento do osso fornecido pela fíbula é de até 25 cm, o que é maior do que qualquer outro local doador.

A principal desvantagem do retalho do perónio são as limitações da pá de pele. A pele é inadequada para defeitos maiores de tecido mole e para a maioria dos defeitos de três camadas, exigindo um segundo retalho para a reparação do tecido mole. Se não estiverem planeados implantes dentários, a utilização do osso da fíbula resulta numa neomandíbula muito larga e arredondada, que é bastante difícil de adaptar a uma prótese de tecido. A morbidade do local doador do retalho de fíbula envolve dor prolongada durante a deambulação em alguns pacientes.[113]

Retalho livre do antebraço radial

O retalho fasciocutâneo do antebraço radial tem sido amplamente utilizado porque é fino e maleável e fornece uma quantidade abundante de pele. Pode ser incluída uma porção do rádio subjacente, criando um retalho composto. Pode ser obtido um total de 10-12 cm de comprimento e até 40 % da circunferência do osso. Uma grande desvantagem é a quantidade limitada de comprimento e largura do osso. Não existe osso suficiente para a osseointegração ou resistência estrutural para a mastigação. O osso não tem uma curva natural; por conseguinte, são necessárias várias osteotomias para moldar a mandíbula. Além disso, foram relatadas fracturas patológicas do rádio remanescente em até um quarto dos doentes.[113]

Retalho livre da crista ilíaca

O osso colhido é principalmente osso esponjoso e é um excelente substrato para implantação devido à sua altura e espessura substanciais. O osso ilíaco pode ser contornado para se adaptar à maioria dos defeitos mandibulares segmentares. A crista ilíaca foi inicialmente selecionada para utilização devido à sua semelhança de forma com a hemimandíbula. As osteotomias de abertura realizadas no osso ilíaco permitem a reconstrução fiável de defeitos mandibulares anteriores. A hemi-mandíbula pode ser recriada a partir do ílio ipsilateral usando a espinha ilíaca ântero-superior para restaurar o ângulo mandibular. Ao incluir o ramo ascendente do DCIA, o músculo oblíquo interno pode ser colhido e utilizado para a reconstrução de defeitos da mucosa intra-oral. As desvantagens incluem a morbilidade do local do dador e um pedículo relativamente curto.[106]

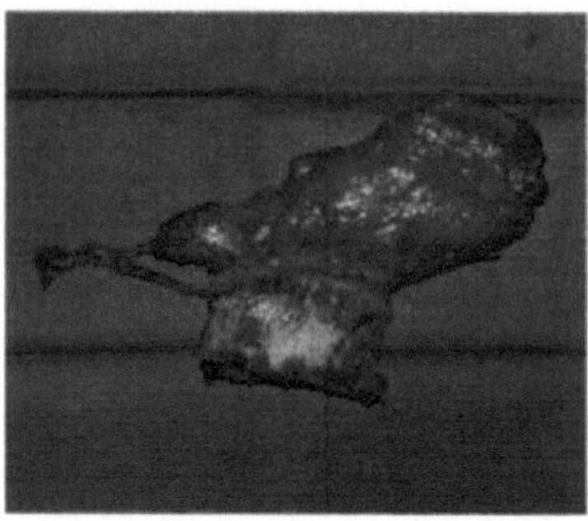

Fig. 61. Crista ilíaca livre Retalho livre da artéria ilíaca circunflexa profunda colhido com osso e um manguito do músculo oblíquo interno.[106]

AVANÇOS RECENTES

Modelação médica

É uma nova ferramenta para o cirurgião reconstrutivo e tem muitas aplicações para a reconstrução mandibular. Embora não seja necessariamente rentável ou necessário para todos os casos, é extremamente útil em casos com malignidades ósseas primárias, bem como em casos com envolvimento da mesa exterior da mandíbula, o que impossibilita a realização do contorno direto da placa antes da ressecção. Os avanços tecnológicos na imagiologia médica e na prototipagem rápida permitem a produção de modelos tridimensionais. A modelação tridimensional do enxerto ósseo também pode produzir modelos para osteotomias de contorno, o que poupa tempo ao cirurgião e maximiza o contacto entre osso e osso para promover uma união óssea forte[113]

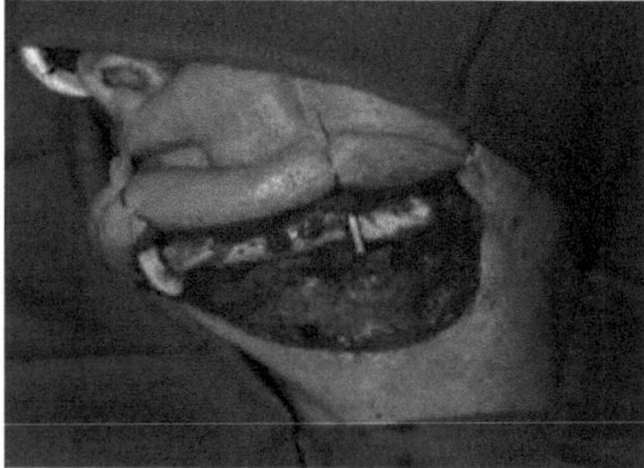

Fig. 62. Modelo de osteotomia assistida por computador[106] **Osteogénese de distração do disco de transporte (TDDO)**

Para a reconstrução mandibular, é utilizada uma técnica conhecida como osteogénese de distração do disco de transporte (TDDO). Um segmento de osso é cortado adjacente ao defeito e movido gradualmente através do defeito por um dispositivo mecânico. O osso novo preenche o espaço entre os dois segmentos ósseos. A peça de osso que está a ser movida ou transportada é designada por disco de transporte. A distração de transporte para reconstrução de defeitos de continuidade é mais eficiente para defeitos do corpo mandibular. Quando utilizado para reconstruir um defeito do corpo da mandíbula, o segmento transportado não só atinge a continuidade óssea, como também, através da histiogénese, o tecido aderente associado é reconstruído, obtendo-se uma crista natural com um vestíbulo. A distração de transporte está limitada à reconstrução de defeitos em linhas relativamente rectas, como se vê nos defeitos do corpo mandibular. Isto deve-se ao facto de o estroma do tecido conjuntivo que se regenera ditar a forma do tecido reconstruído. Se se tentar deslocar um disco de transporte à volta de uma curva, o regenerado forma um segmento reto entre o ponto de origem do transporte e a sua conclusão. Assim, se for necessário reconstruir um defeito da sínfise, o melhor plano é criar discos de transporte a partir dos cotos posteriores direito e esquerdo da mandíbula e deslocá-los em direção à sínfise.[113]

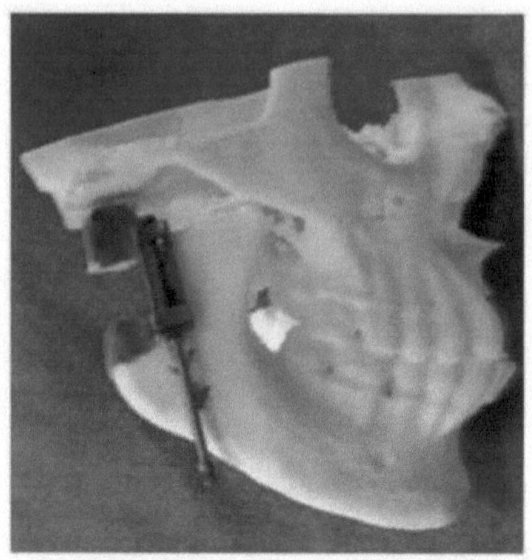

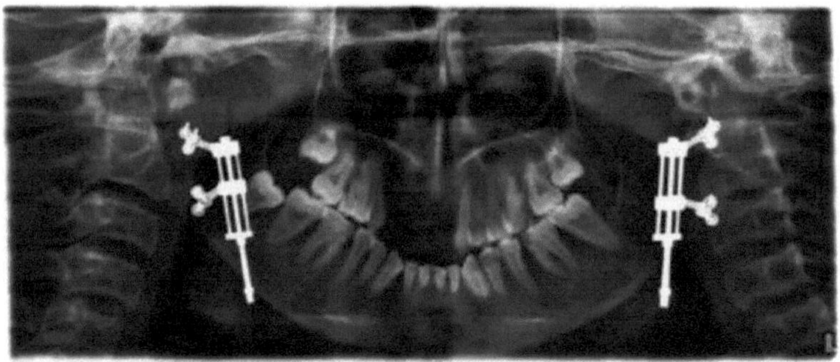

Fig. 63. Utilização de TDDO na reconstrução do côndilo[114]

CAPÍTULO 10

RESUMO E CONCLUSÃO

As deformações residuais são frequentemente avaliadas pela extensão das deformações após o tratamento primário. Para além das razões que podem estar relacionadas com a experiência do cirurgião, a patologia da zona de cicatrização também pode contribuir para as deformidades residuais. Uma variedade de razões deste tipo contribui para os defeitos dos tecidos moles e duros na unidade maxilofacial.[85]

Cirurgiões experientes reconhecem o desafio de restaurar a forma e a função pré-mórbidas em pacientes com deformidades estabelecidas após trauma craniofacial. Os factores que levam a deformidades persistentes após traumatismo craniofacial incluem cominuição grave (especialmente a que requer enxerto ósseo), falta de tratamento definitivo, tratamento inicial excessivamente atrasado e reparação cirúrgica inicial inadequada[4].

As deformidades pós-traumáticas relacionadas com os tecidos moles incluem todas as estruturas não ósseas, nomeadamente gordura, músculo, nervos ou vasos. As complicações dos tecidos moles apresentam-se como contaminação das feridas, atrofia e fibrose, cicatrizes hipertróficas e quelóides, hiperpigmentação da cicatriz, contração inestética da ferida e perda de sensibilidade. A excisão cirúrgica de cicatrizes hipertróficas e quelóides é um método tradicional de tratamento, resultando frequentemente em taxas de recorrência superiores a 50 % a 100 %.[15] As terapias adjuvantes, como os esteróides intralesionais, a terapia de compressão, a cobertura de silicone, a radiação e a quimioterapia demonstraram ser eficazes no tratamento das cicatrizes hipertróficas e dos quelóides. As técnicas cirúrgicas de revisão de cicatrizes, como a plastia em Z, a plastia em W e a subcisão, são habitualmente utilizadas. Além disso, as metodologias modernas, que incluem lasers para tecidos moles, fototermólise fraccionada, dermoabrasão e peelings químicos, também revelaram resultados promissores. Quando é necessário tecido viável e o tecido local é insuficiente, não está indicado, a transferência de tecido livre, como enxertos de pele, transferência de gordura e retalhos livres compostos, pode restaurar o volume e a estrutura de forma duradoura. Nalguns casos em que o enxerto não é possível ou é indesejável, a reconstrução aloplástica e protésica pode ser efectuada utilizando materiais reconstrutivos como malha de titânio, polietileno poroso (Medpor), silicone, PEEK personalizado (poli éter éter cetona).

O momento da intervenção e o estado do envelope de tecido mole sobrejacente são dois princípios-chave que merecem uma discussão especial em todos os casos de PTRD. Operações mais precoces permitem uma avaliação pré-operatória mais precisa da extensão em que a deformidade esquelética resulta da má posição do esqueleto versus reabsorção óssea[4] A cirurgia revisional para deformidades secundárias de fracturas do terço médio da face requer a avaliação das estruturas ósseas e dos tecidos moles. Algumas deficiências de contorno podem ser camufladas por procedimentos relativamente simples, enquanto que deformidades mais significativas podem exigir osteotomias, recriação dos locais de fratura e reposicionamento dos segmentos deslocados. Regra geral, a necessidade de refractura e reposicionamento aumenta com a gravidade do mau posicionamento. Os principais objectivos da reconstrução são: (1) devolver o alinhamento anatómico do esqueleto ósseo, (2) assegurar o suporte esquelético adequado antes de abordar o tecido mole, e (3) substituir o tecido em falta por tecido semelhante. Os materiais disponíveis para restauração são abundantes e a melhor escolha é frequentemente o tecido autógeno. Embora possam ser utilizados substitutos aloplásticos, estes devem ser considerados como uma segunda melhor alternativa.

As complicações mais comuns após os cuidados primários e as suas opções alternativas de gestão secundária são resumidas de forma exaustiva por Jaime et al.[116] . Ele afirma que as cicatrizes hipertróficas e os quelóides são tratados por excisão (plastia Z/W), esteróides intralesionais, gel de silicone, LASER, dermoabrasão. As infecções dos tecidos moles são tratadas por lavagem, desbridamento, fistulectomia e terapia antibiótica. As deficiências de volume são tratadas através da incorporação de gordura autóloga/enxerto ósseo, enxertos aloplásticos, enchimentos e ressuspensão de tecidos moles.

As deformidades dos tecidos duros podem ser classificadas em face superior, face média e face inferior. As deformidades da face superior podem ser tratadas através de remodelação óssea, refractura e enxerto autólogo ou aloplástico para compensar a deficiência de volume e para reparação secundária. A remoção de ferragens também se torna inevitável em casos de infeção, que são geridos através de desbridamento, lavagem, drenagem endoscópica e terapia antibiótica. As deformidades da face média incluem deficiência malar, enoftalmo, telecanto, má união/não união. A gestão secundária inclui o aumento de enxertos autólogos e o fabrico assistido por computador de implantes aloplásticos. O aspeto mais importante da gestão secundária é manter a função e a oclusão juntamente com a aparência estética pré-traumática.

As deformidades da face inferior incluem malunion / nonunion mandibular, anquilose Tmj, hipoplasia e infeção. O tratamento inclui o desbridamento, a osteotomia de refração e a fixação com placas reconstrutivas e outros enxertos ósseos autólogos (vasculares/não vasculares), bem como técnicas modernas como o CAD/CAM para fabricar dispositivos de fixação personalizados. Além disso, a osteogénese de distração está a revelar-se uma opção de tratamento promissora, mas complicada, que exige um planeamento pré-operatório exaustivo.

O mais recente avanço tecnológico é o implante específico para o doente, criado a partir de uma reconstrução de tomografia computorizada 3D e que não requer moldagem ou manipulação adicional. Isto é muito útil para defeitos complexos que envolvem várias áreas do esqueleto. Com o desenvolvimento da moderna tecnologia de imagiologia digital, a simulação e a navegação assistidas por computador têm sido descritas como uma nova estratégia com um local de operação real para melhorar o resultado cirúrgico. Através da integração de informações gráficas geradas por computador (tomografia computorizada [TC]/ressonância magnética) com o posicionamento de instrumentos em tempo real, a cirurgia assistida por computador pode ser aplicada para planear o protocolo cirúrgico e simular a cirurgia num modelo tridimensional (3D), permitindo a navegação dos instrumentos cirúrgicos para uma manipulação intra-operatória mais segura e precisa.

Em conclusão, tanto as deformidades dos tecidos moles como dos tecidos duros devem ser tratadas em conjunto e de forma bem planeada para proporcionar ao doente um resultado estético aceitável e uma reabilitação funcional. Da mesma forma, a mastigação e a reabilitação protética podem ser auxiliadas por implantes dentários e zigomáticos. Na maioria das vezes, a correção das deformidades residuais pode ser acompanhada pela reconstrução das estruturas perdidas. Torna-se essencial realizar toda a fase de tratamento de uma forma bem planeada para proporcionar ao doente um resultado final social e psicologicamente aceitável, com ou sem fisioterapia pós-operatória. O objetivo final de um cirurgião é sempre restaurar o bem-estar funcional e psicossocial do doente.

BIBLIOGRAFIA

1. **Cohen SR, Kawamoto HK Jr.**
Análise e resultados do tratamento de deformidades faciais pós-traumáticas estabelecidas.
Plast Reconstr Surg. 1992 Oct;90(4):574-84.

2. **. Ranganath K, Hemanth Kumar HR.**
A correção da deformidade residual facial pós-traumática do pânico.
J.Maxillofac Oral Surg. 2011;10(1):20-24.

3. **Soodan, K., Priyadarshni, P.**
Deformidades craniofaciais pós-trauma e protocolo de tratamento.
J. Stomat. Occ. Med. 7, 1-5 (2014)

4. *Imola MJ, Ducic Y, Adelson RT.*
A correção secundária das deformidades craniofaciais pós-traumáticas.
Otolaryngol Head Neck Surg. 2008 Nov;139(5):654-60.

5. *Elsalanty ME, Genecov DG.*
Enxertos ósseos em cirurgia craniofacial.
*Trauma CraniomaxilofacialReconstr.*2009;2(3) :125-134.
doi:10.1055/s-0029-1215875

6. *Rieck KL, Fillmore WJ, Ettinger KS.*
Revisão ou correção tardia de deformidades dos tecidos moles relacionadas com traumatismos faciais.
Oral Maxillofac Surg Clin North Am. 2013 Nov;25(4):697-713.

7. **Balasundaram I, Al-Hadad I, Parmar S.**
Avanços recentes na cirurgia reconstrutiva oral e maxilofacial.
Br J Oral Maxillofac Surg. 2012 Dec;50(8):695-705.

8. **Fattahi T,**
Traumatismo dos tecidos moles em reoperação,
Clínicas de Cirurgia Oral e Maxilofacial da América do Norte, Volume 23, Número 1, 2011 Páginas 63-71, ISSN 1042-3699.

9. **Alibhai M., Perera E., Perry M.**
Complicações no Trauma Craniofacial: Uma visão geral de alguns problemas comuns.
Em: Perry M., Holmes S. (eds) Atlas of Operative Maxillofacial Trauma Surgery. Springer, Londres.(2020).

10. **Chen MA, Davidson TM.**
Gestão de cicatrizes: estratégias de prevenção e tratamento.
Curr Opin Otolaryngol Head Neck Surg. 2005 Aug;13(4):242-7.

11. **Huang C, Akaishi S, Hyakusoku H, Ogawa R.**
Serão o queloide e a cicatriz hipertrófica formas diferentes da mesma doença? Uma hipótese de doença fibroproliferativa da pele baseada nos achados do queloide.
Int Wound J. 2014 Oct;11(5):517-22.

12. **Bran GM, Goessler UR, Hormann K, Riedel F, Sadick H.**
Quelóides: conceitos actuais de patogénese (revisão).
Int J Mol Med. 2009 Sep;24(3):283-93.

13. **Slemp AE, Kirschner RE.**
Quelóides e cicatrizes: uma revisão dos quelóides e cicatrizes, sua patogénese, factores de risco e tratamento.
Curr Opin Pediatr. 2006 Aug;18(4):396-402.
14. **Sidle DM, Kim H.**
Quelóides: prevenção e tratamento.
Facial Plast Surg Clin North Am. 2011 Aug;19(3):505-15.
15. **Datubo-Brown DD.**
Quelóides: uma revisão da literatura.
Br J Plast Surg. 1990 Jan;43(1):70-7.
16. **Wolfram D, Tzankov A, Pulzl P, Piza-Katzer H.**
Cicatrizes hipertróficas e quelóides - visão geral da sua fisiopatologia, factores de risco e gestão terapêutica
Dermatol Surg. 2009 Feb;35(2):171-81.
17. **Mustoe TA et al**
Painel Consultivo Internacional sobre Gestão de Cicatrizes. Recomendações clínicas internacionais sobre a gestão de cicatrizes.
Plast Reconstr Surg. 2002 Aug;110(2):560-71.
18. **Weiss ET et al**
Tratamento bem sucedido de cicatrizes atróficas pós-operatórias e traumáticas com resurfacing fraccionado ablativo de dióxido de carbono: melhoria quantitativa volumétrica da cicatriz.
Arch Dermatol. 2010 Feb;146(2):133-40.
19. **Papadavid E, Katsambas A.**
Lasers para o rejuvenescimento facial: uma revisão.
Int J Dermatol. 2003 Jun;42(6):480-7.
20. **Khatri KA, Mahoney DL, McCartney MJ.**
Revisão de cicatrizes por laser: Uma revisão.
J Cosmet Laser Ther. 2011 Abr;13(2):54-62.
21. **Oliaei S, Nelson JS, Fitzpatrick R, Wong BJ.**
Utilização de lasers no tratamento agudo de incisões cirúrgicas e traumáticas na face.
Facial Plast Surg Clin North Am. 2011 Aug;19(3):543-50.
22. **Sobanko JF, Alster TS.**
Tratamento a laser para melhoria e minimização de cicatrizes faciais.
Facial Plast Surg Clin North Am. 2011 Aug;19(3):527-42.
23. **Kim EK, Hovsepian RV, Mathew P, Paul MD.**
Dermoabrasão.
Clin Plast Surg. 2011 Jul;38(3):391-5, v-vi.
24. **Rendon MI, Berson DS, Cohen JL, Roberts WE, Starker I, Wang**
Evidências e considerações sobre a aplicação de peelings químicos em doenças da pele e rejuvenescimento estético.
J Clin Aesthet Dermatol. 2010 Jul;3(7):32-43.
25. **Shockley WW.**
Técnicas de revisão de cicatrizes: z-plastia, w-plastia e fecho geométrico de linhas quebradas.

Facial Plast Surg Clin North Am. 2011 Aug;19(3):455-63.
26. **Alsufyani MA, Alsufyani MA.**
Subcisão: uma nova modificação, um processo sempre contínuo.
Dermatol Res Pract. 2012;2012:685347.
27. **Johnson T, Zide MF.**
Enxerto de espessura total à mão livre para defeitos faciais: uma revisão dos métodos.
J Oral Maxillofac Surg. 1997 Oct;55(10):1050-6.
28. **Clauser LC, Tieghi R, Galie M, Carinci F.**
Enxerto de gordura estrutural: restauração volumétrica facial em cirurgia reconstrutiva complexa.
J Craniofac Surg. 2011 Sep;22(5):1695-701.
29. **Roden RD Jr.**
Princípios do enxerto ósseo.
Oral Maxillofac Surg Clin North Am. 2010 Aug;22(3):295-300, v.
30. **Bauer TW, Muschler GF.**
Materiais de enxerto ósseo. Uma visão geral da ciência básica.
Clin Orthop Relat Res. 2000 Feb;(371):10-27.
31. **Ahlmann E, Patzakis M, Roidis N, Shepherd L, Holtom P.**
Comparação dos enxertos ósseos da crista ilíaca anterior e posterior em termos de morbilidade no local de colheita e resultados funcionais.
J Bone Joint Surg Am. 2002 May;84(5):716-20.
32. **Frodel JL Jr, Marentette LJ, Quatela VC, Weinstein GS.**
Colheita de enxerto ósseo calvarial. Técnicas, considerações e morbidade.
Arch Otolaryngol Head Neck Surg. 1993 Jan;119(1):17-23.
33. **Miceli ALC, Pereira LC, Torres TDS, Calasans-Maia MD, Louro RS**
Reconstrução Mandibular com Enxerto de Osso Tibial Lateral: Uma Excelente Opção para a Cirurgia Oral e Maxilofacial.
Craniomaxilofac Trauma Reconstr. 2017 Dec;10(4):292-298.
34. **Ehrenfeld M., Hagenmaier C.**
Enxertos ósseos autógenos na reconstrução maxilofacial. In:
Greenberg A.M., Prein J. (eds)
Craniomaxilofacial Reconstructive and Corrective Bone Surgery. Springer, Nova Iorque, NY.(2002)
35. **Boyce T, Edwards J, Scarborough N.**
Osso de aloenxerto. A influência do processamento na segurança e no desempenho.
Orthop Clin North Am. 1999 Oct;30(4):571-81.
36. **Moussa NT, Dym H**
Materiais de enxerto ósseo maxilofacial.
Dent Clin North Am. 2020 Abr;64(2):473-490.
37. **Marx RE.**
Cicatrização do osso e do enxerto ósseo.
Oral Maxillofac Surg Clin North Am. 2007 Nov;19(4):455-66, v.
38. **Goode RL.**

Enxertos de osso e cartilagem: conceitos actuais.
Otolaryngol Clin North Am. 1972 Oct;5(3):447-55.
39. **Chua DY, Park SS**.
Deformidades nasais pós-traumáticas: Correção do nariz torto e em sela.
Facial Plast Surg. 2015 Jun;31(3):259-69.
40. **Bayram Y,**
Correção Tardia de Deformidades Nasais Traumáticas: Um Algoritmo Cirúrgico e Experiência em 120 Pacientes.
Aesthet Surg J. 2018 Nov 12;38(12):NP182-NP195.
41. **Marcus BC**.
A deformidade nasal traumática.
Facial Plast Surg. 2020 Fev;36(1):18-23. doi: 10.1055/s-0040- 1701697.
42. **Dane J. Genther, Ira D. Papel.**
Deformidades nasais pós-traumáticas,
Cirurgia do Trauma Facial,Elsevier,2020,Páginas395-416
ISBN9780323497558,
43. **Raja H., Rowe-Jones J.**
O nariz torcido/torto.
Atlas de Cirurgia Operatória do Trauma Maxilofacial. Springer, Londres.(2020)
44. **Larrabee WF Jr, Murakami C.**
Técnicas de osteotomia para correção do desvio pós-traumático da pirâmide nasal: nota técnica.
J Craniomaxilofac Trauma. primavera de 2000;6(1):43-7.
45. **Haack J, Papel ID.**
Desvio do septo caudal.
Otolaryngol Clin North Am. 2009 Jun;42(3):427-36.
46. **Seah T.E., Ilankovan V., Perry M.**
Aumento da pirâmide nasal: deformidades em forma de sela e laterais.
Atlas de Cirurgia Operatória do Trauma Maxilofacial. Springer, Londres.(2020).
47. **Durbec M, Disant F.**
Nariz em sela: classificação e tratamento terapêutico
Eur Ann Otorhinolaryngol Head Neck Dis. 2014 Apr;131(2):99- 106.
48. **Hammer B, Prein J.**
Correção das deformidades orbitárias pós-traumáticas: técnicas operatórias e revisão de 26 doentes.
J Craniomaxillofac Surg. 1995 Apr;23(2):81-90.
49. **Dufresne CR, Manson PN, Iliff NT.**
Complicações precoces e tardias das fracturas da órbita.
Clin Plast Surg. 1988 Abr;15(2):239-53.
50. **Holmes S., Bhatti N.**
Tratamento secundário da órbita.
Atlas de Cirurgia Operatória do Trauma Maxilofacial. Springer, Londres(2020)
51. **Kellman RM, Bersani T.**
Reparação tardia e secundária de enoftalmo pós-traumático e deformidades orbitais.
Facial Plast Surg Clin North Am. 2002 Aug;10(3):311-23.

52. **Wolff J, Sandor GK, Pyysalo M, Miettinen A, Koivumaki AV, Kainulainen VT.**
Reconstrução tardia das deformidades orbitais e naso-orbitais.
Oral Maxillofac Surg Clin North Am. 2013 Nov;25(4):683-95.
53. **Allen R.C., Nerad J.A.** (2006)
Gestão atual da Enoftalmia Traumática.
Oculoplastia e órbita. Essenciais em Oftalmologia. Springer, Berlim, Heidelberg(2020)
54. **Raskin EM, Millman AL, Lubkin V, della Rocca RC, Lisman RD, Maher EA.**
Previsão do enoftalmo tardio através da análise volumétrica de fracturas orbitárias.
Ophthalmic Plast Reconstr Surg. 1998 Jan;14(1):19-26.
55. **Chen CT, Huang F, Chen YR.**
Tratamento do enoftalmo pós-traumático.
Chang Gung Med J. 2006 maio-Jun;29(3):251-61.
56. **Newadkar RD, Newadkar UR.**
Tratamento do telecanto traumático por cantopexia medial.
Kerala J Ophthalmol 2019;31:54-6.
57. **Uraloglu M, Erkin Unlu R, Ortak T, Sensoz O.**
Avaliação tardia do sistema nasolacrimal nas fracturas naso-órbito-etmoidais e uma técnica modificada de dacriocistorrinostomia.
J Craniofac Surg. 2006 Jan;17(1):184-9.
58. **Evans AJ, Burwell RG, Merville L, Pfeifer G, Gundlach K, Sailer HF, et al.**
Deformações residuais.
Em: Rowe NL, Williams JL, editores. Maxillofacial injuries, vol. 2. Edinburgh: Churchill Livingstone; 1985. p. 765-868.
59. **Sawatari Y, Caceres J.**
Fracturas do seio frontal. Em Terapia Atual em Cirurgia Oral e Maxilofacial. Elsevier Inc. 2012. p. 346-353 .
60. **El-Anwar MW, Elaaser AS.**
Classificação das fracturas do seio frontal: revisão da literatura e apresentação de uma nova classificação.
Pan Arab J Rhinol 2020;10:89-93
61. **Schutz P, Ibrahim HHH, Rajab B.**
Gestão contemporânea das lesões do seio frontal e das fracturas do osso frontal.
Em Motamedi M.H.K. (editor)
Um livro didático de cirurgia oral e maxilofacial avançada. InTech; 2013; 2: 435-469.
62. **Banica B, Ene P, Dabu A, Ene R, Cirstoiu C.**
Fundamentação do tratamento das fracturas do seio frontal.
Maedica (Bucur). 2013 Sep;8(4):398-403.
63. **Yavuzer R et al.**
Tratamento das fracturas do seio frontal.
Plast Reconstr Surg. 2005 May;115(6):79e-93e; discussion 94e- 95e

64. **EB forte.**
Fracturas do seio frontal: conceitos actuais.
Craniomaxilofac Trauma Reconstr. 2009 Oct;2(3):161-75.
65. **Bell RB.**
Tratamento das fracturas do seio frontal.
Oral Maxillofac Surg Clin North Am. 2009 May;21(2):227-42.
66. **Donath A, Sindwani R.**
Cranialização do seio frontal utilizando o retalho pericraniano: uma camada adicional de proteção.
Laryngoscope. 2006 Sep;116(9):1585-8.
67. **Jing XL, Luce E.**
Fracturas do seio frontal: Tratamento e complicações.
Craniomaxilofac Trauma Reconstr. 2019 Sep;12(3):241-248.
68. Discussão sobre as lesões dos seios frontais e etmoidais.
Proc R Soc Med. 1942 Oct;35(12):805-10.
69. **Gong X et al**
Aplicação de um sistema de navegação assistida por computador (CANS) no tratamento tardio de fracturas zigomáticas: Um Ensaio Controlado e Aleatório.
J Oral Maxillofac Surg. 2017 Jul;75(7):1450-1463.
70. **Orzell S, Yanik S, Tatum SA.**
Reparação secundária do zigoma.
Facial Plast Surg. 2017 Dez;33(6):571-580.
71. **Holmes S., Bhatti N.**
A Malunião Zigomática Precoce. In: Perry M., Holmes S. (eds)
Atlas de Cirurgia Operatória do Trauma Maxilofacial. Springer, Londres(2020)
72. **Block MS, Zide MF, Kent JN.**
Aumento de Proplast para deficiência zigomática pós-traumática.
Oral Surg Oral Med Oral Pathol. 1984 Feb;57(2):123-31.
73. **Perino KE, Zide MF, Kinnebrew MC.**
Tratamento tardio das fracturas mal unidas do malar.
J Oral Maxillofac Surg. 1984 Jan;42(1):20-34.
74. **Vriens JP, Moos KF.**
Morbilidade do nervo infra-orbital após fracturas do complexo orbito-zigomático.
J Craniomaxillofac Surg. 1995 Dec;23(6):363-8.
75. **Boffano P, Roccia F, Gallesio C, Karagozoglu KH, ForouzanfarT.**
Défice pós-traumático do nervo infra-orbital e fracturas zigomáticas deslocadas: um estudo em dois centros.
J Craniofac Surg. 2013 Nov;24(6):2044-6.
76. **Robiony M, Tenani G, Bellini P, Salgarelli AC.**
Abordagem intra-oral para restauração estética de deformidades pós-traumáticas do arco zigomático.
J Craniofac Surg. 2012 Sep;23(5):1418-20.
77. **H D Gillies, T Pomfret Kilner, Dudley Stone**
Fracturas do complexo malar-zigomático: Com a descrição de uma nova posição radiográfica,

British Journal of Surgery, Volume 14, Número 56, abril de 1927, Páginas 651-656,

78. Poswillo D.
Redução da fratura do malar por um gancho de tração.
Br J Oral Surg. 1976 Jul;14(1):76-9.

79. Ellis E
Fracturas do complexo e arco zigomático, Traumatologia oral e maxilofacial, 4th edição,(2012)

80. Harding RL, Herceg SJ.
Método simples para redução de fracturas do zigoma
Plast Reconstr Surg. 1968 Aug;42(2):176-7.

81. Markiewicz MR, Gelesko S, Bell RB.
Reconstrução do zigoma.
Oral Maxillofac Surg Clin North Am. 2013 May;25(2):167-201.

82. Wilson S, Ellis E 3º.
Abordagens cirúrgicas ao rebordo infra-orbital e ao pavimento orbital: o caso da abordagem subtarsal.
J Oral Maxillofac Surg. 2006 Jan;64(1)

83. Kushner GM.
Abordagens cirúrgicas ao rebordo infra-orbital e ao pavimento orbital: o caso da abordagem transconjuntival.
J Oral Maxillofac Surg. 2006 Jan;64(1):

84. Rohrich RJ, Janis JE, Adams WP Jr.
Abordagens subciliares versus subtarsais para fracturas orbitozigomáticas.
Plast Reconstr Surg. 2003 Apr 15;111(5):1708-14.

85. Jimson S.
Deformidades residuais da região maxilofacial. In: Bonanthaya K., Panneerselvam E., Manuel S., Kumar V.V., Rai A. (eds)
Oral and Maxillofacial Surgery for the Clinician (Cirurgia Oral e Maxilofacial para o Clínico). Springer, Singapura.(2021)

86. Collyer J.
Navegação estereotáxica em cirurgia oral e maxilofacial.
Br J Oral Maxillofac Surg. 2010 Mar;48(2):79-83.

87. Zhang S, Gui H, Lin Y, Shen G, Xu B.
Correção guiada por navegação das deformidades pós-traumáticas do terço médio da face (experiência de Xangai com 40 casos).
J Oral Maxillofac Surg. 2012 Jun;70(6):1426-33.

88. Conforti PJ, Haug RH, Likavec M.
Tratamento do traumatismo craniano fechado no doente com traumatismo maxilofacial.
J Oral Maxillofac Surg. 1993 Mar;51(3):298-303.

89. Whitaker LA, Yaremchuk MJ.
Reconstrução secundária de deformidades orbitais pós-traumáticas.
Ann Plast Surg. 1990 Dec;25(6):440-9.

90. Zachariades N, Mezitis M, Michelis A.
Osteotomias pós-traumáticas dos maxilares.

Int J Oral Maxillofac Surg. 1993 Dec;22(6):328-31.

91. **Drommer R.**
Estudos angiográficos selectivos prévios à osteotomia Le Fort I em pacientes com fenda labial e palatina.
J Maxillofac Surg. 1979 Nov;7(4):264-70.

92. **Gleizal A, Di Rocco F, Chauvel-Picard J.**
Indicações das osteotomias de Lefort para deformidades faciais induzidas por craniossinostoses.
Neurochirurgie. 2019 Nov;65(5):279-285.

93. **Tessier P.**
Osteotomia total do terço médio da face para faciostenose ou para sequelas de fracturas Le Fort 3.
Plast Reconstr Surg. 1971 Dec;48(6):533-41.

94. **Aman H, Shokri T, Reddy LV, Ducic Y.**
Tratamento secundário das fracturas do terço médio da face.
Facial Plast Surg. 2019 Dec;35(6):640-644.

95. **Pinto LP, Bell WH, Chu S, Buschang PH.**
Técnica tridimensional simultânea de Le Fort I/osteogénese de distração: alterações posicionais.
J Oral Maxillofac Surg. 2009 Jan;67(1):32-9.

96. **Rajan R, Thomas E, Prathap A, Udaykumar V, Pratap N**
Osteotomia de Lefort 1 - Uma visão geral
Int J Adv Dental Sc Res. 2021 abril ;1(2):93-100.

97. **Vu DD, Tiwana PS.**
Osteotomias Le Fort III e Le Fort II.
Atlas Oral Maxillofac Surg Clin North Am. 2016 Mar;24(1):15-25.

98. **Vega LG.**
Traumatismo mandibular reoperatório: tratamento das deformidades mandibulares pós-traumáticas.
Oral Maxillofac Surg Clin North Am. 2011 Feb;23(1):47-61, v-vi.

99. **Mendonça D, Kenkere D.**
Evitar o desarranjo oclusal nas fracturas faciais: Uma abordagem baseada em evidências.
Indian J Plast Surg. 2013 maio;46(2):215-20.

100. **Benson PD, Marshall MK, Engelstad ME, Kushner GM, Alpert B.**
O uso de enxerto ósseo imediato na reconstrução de fracturas mandibulares clinicamente infectadas: enxertos ósseos na presença de pus.
J Oral Maxillofac Surg. 2006 Jan;64(1):122-6.

101. **Coviello V, Stevens MR.**
Conceitos contemporâneos no tratamento da osteomielite crónica.
Oral Maxillofac Surg Clin North Am. 2007 Nov;19(4):523-34, vi.

102. **Senel FC, Jessen GS, Melo MD, Obeid G.**
Infeção após tratamento de fracturas da mandíbula: o papel da imunossupressão e do abuso de polissubstâncias.
Oral Surg Oral Med Oral Pathol Oral Radiol Endod. 2007 Jan;103(1):38-42.

103. **Haug RH, Schwimmer A.**
União fibrosa da mandíbula: uma revisão de 27 pacientes.
J Oral Maxillofac Surg. 1994 Aug;52(8):832-9.
104. **De Souza M, Oeltjen JC, Panthaki ZJ, Thaller SR.**
Deformações mandibulares pós-traumáticas.
J Craniofac Surg. 2007 Jul;18(4):912-6.
105. **Ellis E 3º, Walker RV.**
Tratamento da má oclusão e da disfunção da ATM secundária a
Fracturas condilares.
Craniomaxilofac Trauma Reconstr. 2009 Mar;2(1):1-18.
106. **Ostrander BT, Wang HD, Cusano A, Manson PN, Nam AJ, Dorafshar AH.**
Gestão contemporânea da não união da fratura mandibular - uma revisão
retrospetiva e um algoritmo de tratamento.
J Oral Maxillofac Surg. 2018 Jul;76(7):1479-1493.
107. **Reddy L, Lee D, Vincent A, Shokri T, Sokoya M, Ducic Y.**
Tratamento secundário das fracturas da mandíbula.
Facial Plast Surg. 2019 Dec;35(6):627-632.
108. **Pogrel MA, Podlesh S, Anthony JP, Alexander J.**
Comparação de enxertos ósseos vascularizados e não vascularizados para a
reconstrução de defeitos de continuidade mandibular.
J Oral Maxillofac Surg. 1997 Nov;55(11):1200-6.
109. **Mehra P, Van Heukelom E, Cottrell DA.**
Fixação interna rígida de fracturas mandibulares infectadas.
J Oral Maxillofac Surg. 2009 maio;67(5):1046-51.
110. **Ellis E 3º, Tharanon W.**
Problemas de largura facial associados à fixação rígida de fracturas
mandibulares: relatos de casos.
J Oral Maxillofac Surg. 1992 Jan;50(1):87-94.
111. **Kumaran A , Soh HL.**
Gestão da não-união e da malunião após o tratamento primário da fratura do
côndilo mandibular: Uma revisão e recomendações
J Oral Maxillofac Surg. 2020 Dec;78(12):2267-2272.
112. **Viteri LLA et al.**
Descrição técnica da osteotomia subapical no tratamento da deformidade
traumática mandibular
Revista Mexicana de Ortodoncia 2017;5 (1): e49-e54
113. **Kumar BP, Venkatesh V, Kumar KA, Yadav BY, Mohan SR.**
Reconstrução mandibular: Visão geral.
J Maxillofac Oral Surg. 2016;15(4):425-441.
114. **Alwala AM, Kasireddy SK, Nalamolu B, Malyala SK.**
Osteogénese de distração de transporte na reconstrução do côndilo: Utilização
de um modelo 3D para o planeamento do vetor.
J Maxillofac Oral Surg. 2018 Sep;17(3):276-280.
115. **Spiessl B.**
Não sindicalizado.

Em: Fixação interna da mandíbula. Springer, Berlim, Heidelberg (1989).
116.   **Castro-Nunez J, Van Sickels JE.**
Reconstrução secundária de traumatismos maxilofaciais.
Curr Opin Otolaryngol Head Neck Surg. 2017 Aug;25(4):320- 325.

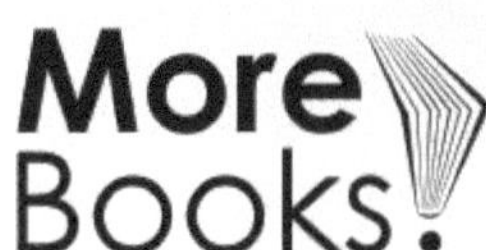

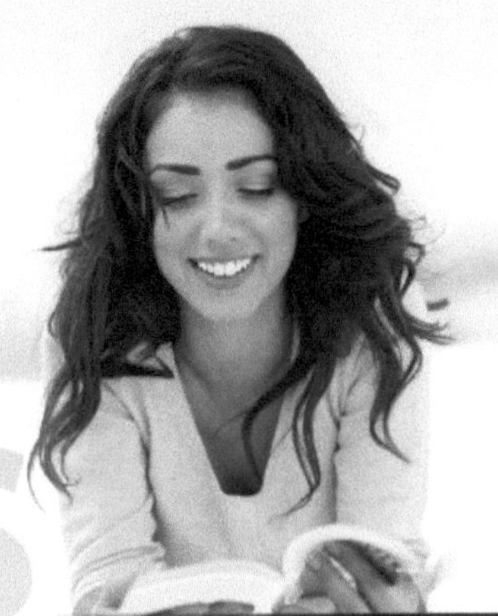

yes
I want morebooks!

Buy your books fast and straightforward online - at one of world's fastest growing online book stores! Environmentally sound due to Print-on-Demand technologies.

Buy your books online at
www.morebooks.shop

Compre os seus livros mais rápido e diretamente na internet, em uma das livrarias on-line com o maior crescimento no mundo! Produção que protege o meio ambiente através das tecnologias de impressão sob demanda.

Compre os seus livros on-line em
www.morebooks.shop

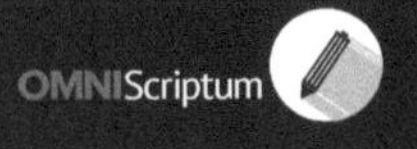

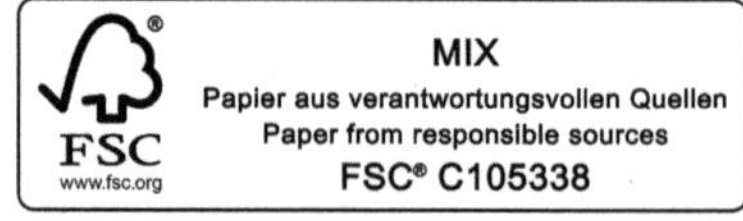
FSC
www.fsc.org
MIX
Papier aus verantwortungsvollen Quellen
Paper from responsible sources
FSC® C105338